頭と心をサラサラにする

かんたん ストレス解消法

富永宏夫
元・山一證券取締役

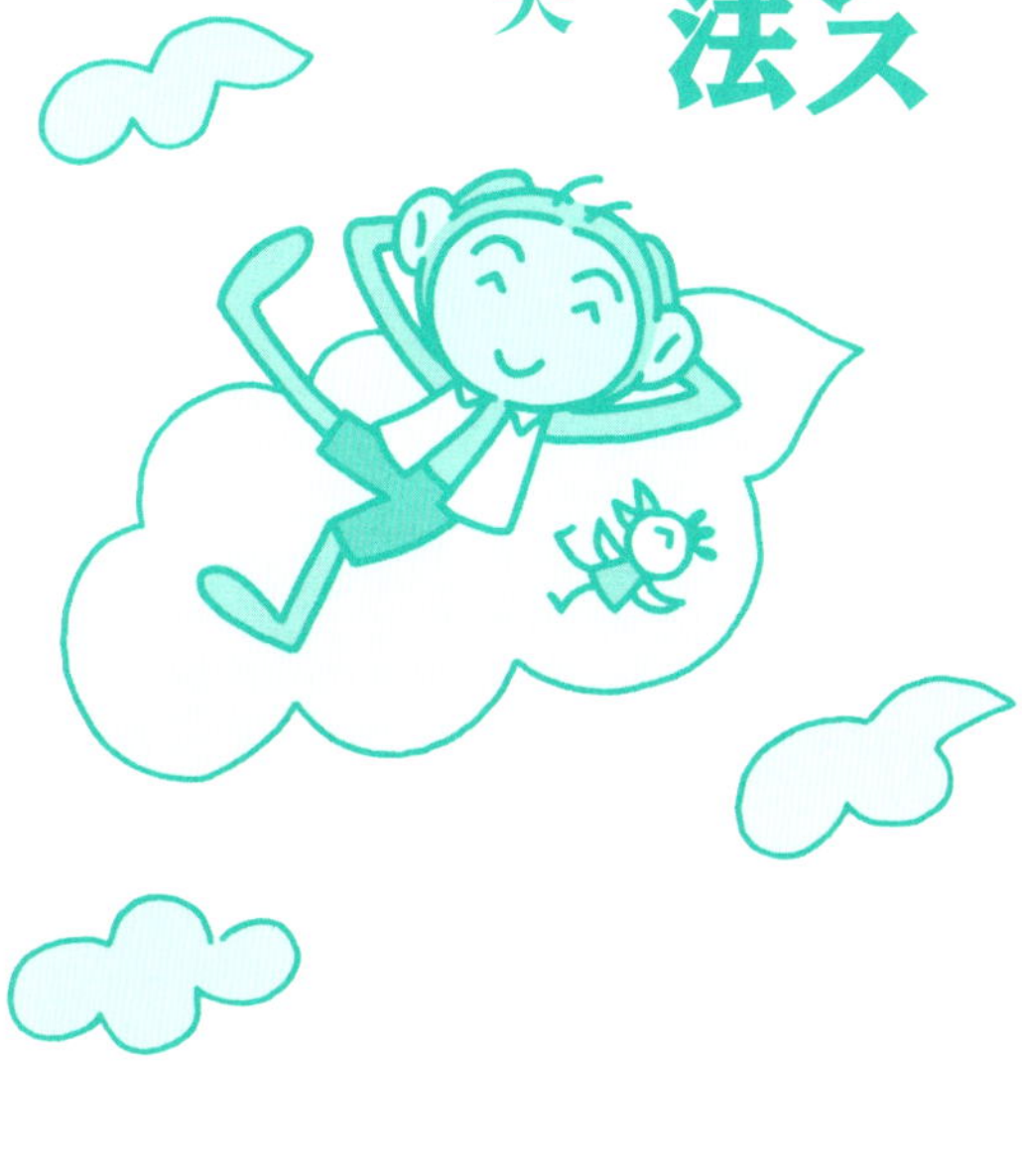

財界研究所

頭と心をサラサラにする

かんたん
ストレス解消法

目次

はじめに

ストレスで、のたうち回っているサラリーマンが、たくさんいます。部長・課長に、特に多いように思われます。

ストレス社会だから仕方がない……諦めている人がほとんどではないでしょうか。

現代社会は自然の摂理とあまりにも乖離しました。そのために、ストレスのまんえんする社会になりました。

政治に期待しても、何の改善もありません。会社にすがっても、落伍者の烙印を押されるだけです。

自分のストレスは自分で解消するしかありません。ストレスの解消法は、自分で勉強して、自分で会得するしかないのです。

ストレス解消のためのテキスト。それが本書です。

私たちは何のために生きているのでしょう。

私たちは楽しさを味わうために生きているのです。

楽しくて楽しくて仕方ない……

これが私たちの生き方なのです。

どうぞ本書を読んで、楽しく生きるテクニックをつかみとってください。本書に書かれていることは、著者自らが体験を通して会得したものです。

あなたの人生が、幸せ一杯の日々になることを、私は確信しています。

なるようになる
心配するな
一休

ストレス症状

①なんとなく会社に行きたくない。
②趣味に興味がわかない。
③話をするのがおっくうだ。
④本を読む気が起こらない。
⑤イライラする。
⑥化粧する気になれない（女性）
⑦焦りを感じる。
⑧なんとなく頭が重い。
⑨電車のつり革を握る時、抵抗を感じる。
⑩むやみに、手を洗いたくなる。

⑪　他人の目が気になる。
⑫　自分の口臭が気になる。
⑬　夜、寝つきが悪い。
⑭　自分の体のことが非常に気になる。
⑮　取り越し苦労をする。
⑯　食欲がない。
⑰　耳鳴りがする。
⑱　まっすぐに歩けない。
⑲　酒を飲みたい。
⑳　タバコが手放せない。

ストレス症状は、まだまだ、いくらでもあります。思いつくままに、二十ほどあげてみました。この中にあてはまるものがあれば、あなたはストレス状態です。

ストレス社会ですから、あてはまるものがあって当然です。でも、ストレスが原因で、あなたが落ち込んでいるとしたら、それは問題です。
暗くジメジメした生活は、あなたにふさわしくありません。あなたを「ウツ」にすることから、あなたは逃避しなくてはなりません。
ストレスに強い人間になるのです。人生を黄金色の日々にするためには、ストレスは不必要なものなのです。

私たちは、楽しくて楽しくて仕方ない生き方を強く望んでいます。楽しくて楽しくて仕方ない生き方が、生物としての、私たちの本来の生き方なのです。

ストレス症状を、角度をかえて、もう一度チェックしてみましょう。

① 何ごとにも、全力をつくす。

② いつも、かりたてられているような気持ちでいる。
③ 仕事の虫である。
④ 仕事以外に、興味をもつものがない。
⑤ 上司や同僚から、認められているか気になる。
⑥ 勝ち負け等、結果がとても気になる。
⑦ 約束の時間に、絶対おくれない。
⑧ 人を待っている時、イライラする。
⑨ 他人の話をじっと聞くのが苦手である。
⑩ 食事は早食いである。

取り越し苦労

杞憂《きゆう》
心配しないでもよいことを、心配すること。昔、杞の国の人が、天がくずれ落ちはしないかと心配したという……（中国の故事による）

「ああなったら、どうしよう……」
「こうなったら、どうしよう……」
「具合が悪いことになるんじゃないか……」

まだ起きてもいないことを想定して、心配し、思い悩むことを、取り越し苦労といいます。

「腹が痛い。ガンではないか」

「会社を解雇されたら、どうしよう」

考え出したらきりがありません。

「病気になると困る」

「失業したら、食べてゆけない」

現実に起こっていないことを、心配しても仕方がありません。

「取り越し苦労ほど、害の多いものはない」

中村天風先生の言葉です。「神人冥合」というテープの中で、「百害あって一利なし」と断言されています。


取り越し苦労をしても、現実に解決されるものは一切ありません。心を暗くし、考え方をネガティブにするだけです。取り越し苦労は絶対にやめるべきです。ただ、有害なだけのものならば、直ちに、投げ捨てるべきです。

けれど、取り越し苦労はなかなかやめられません。

なぜでしょう。おわかりですか？

取り越し苦労は、私たちの心の中に、カンタンに浮かんでくる発想だからです。幼児期から、両親や学校の先生から、取り越し苦労の発想を教育されているからです。

「百害あって、一利なし」ならば、やめるべきです。取り越し苦労をやめる努力を、きょう、いまからすべきです。

取り越し苦労をやめるためのテクニック。それが、本書に書かれています。

安心して、お読みください。

ＭＵＳＴ人間とＷＩＬＬ人間

「……しなければならない」

「……すべきだ」

出世意欲が強く、仕事へ自分をかりたてていくタイプです。

幼児期からの教育は、私たちをＭＵＳＴ人間の生き方へと追い込んでゆきます。生きることが苦しくなって、最後に、つぶれてしまうかもしれません。

ＭＵＳＴの生活をしていては、あなたのストレスは絶対に解消されません。ＭＵＳＴの生き方に、どれほどの意義があるのでしょう。

私たちは「楽しくて楽しくて仕方ない」生き方を目指しているのです。ＭＵＳ

Tを捨てましょう。自分を灰色にしてまでMUSTに生きる……そんな義務は、あなたにありません。

楽しくて楽しくて仕方ない……それがあなたの生き方です。


そうです。WILLで生きるのです。

「……しましょう」

それがあなたの生き方です。


きょうから、考え方を百八十度変えてください。

あなたが生きてゆくことは、あなたの意志と意欲のはずです。自分で自分をしばって、奴隷のように生きて、何の意義があるのでしょう。

WILL「……しよう」

あなたの意志と意欲で、人生を前向きに明るく、切り開いていってください。

もう一度、書きます。

「楽しくて楽しくて仕方ない……」それがあなたの人生です。

脳波の不思議

平成十一年五月二十八日、ＮＨＫ教育番組の「金曜アクセスライン」に出演しました。「職場のストレス　私の解消法」というテーマでした。ＮＨＫのテレビ出演を通して、私はすごい体験をし、スバラシイ認識に至りました。

ストレス解消は、脳波をコントロールすれば可能である……漠然とつかんでいたことを、ハッキリ認識して、とても感動しました。

脳波をコントロールすれば、ストレスはカンタンに解消します。ベータ波を、アルファ波やシータ波に変化させればよいのです。そして、なるべく長い時間、アルファ波・シータ波の状態をキープすればよいのです。

脳波と周波数の関係（ヘルツ／秒）
ベータ波……二五ヘルツ〜一四ヘルツ
アルファ波…一三ヘルツ〜八ヘルツ
シータ波……七ヘルツ〜四ヘルツ
デルタ波……三ヘルツ〜〇・三ヘルツ

一ヘルツとは、一秒間に一回、振幅することです。四ヘルツとは一秒間に四回、振幅することです。

振幅の回数の少ない方が、心が落ち着いて、リラックスした状態です。

私たちが、普通に生活している時の脳波は、十八から十七ヘルツあたりといわれています。

ベータ波の状態です。一秒間に、十八回から十七回、振幅している状態です。落ち着かなかったり、不安を感じたりする状態です。

アルファ波は学習効果の増進する状態といわれています。

シータ波は、瞑想の状態です。発明・発見は、シータ波の状態が多いといわれています。

脳波を、アルファ波・シータ波にコントロールすれば、ストレスは解消できます。

リラックス法・呼吸法を紹介する前に、NHKのテレビ番組を、カンタンにご紹介しておきます。

NHKテレビ出演◉3チャンネル（平成十一年五月二十八日放送）

金曜アクセスライン「職場のストレス　私の解消法」に出演しました。十年間、毎日実践してきた「リラックス法」「呼吸法」などが、紹介されました。

平常時の私の脳波が測定されました。もちろん、ベータ波です。

「ブラブラ体操」「関節体操」「新・釈迦の呼吸法」「イメージ法・体内が水」以上四つの方法を、約三十分間行いました。

再び、私の脳波が測定されました。私の脳波は、アルファ波・シータ波の方向に、大きく変化していました。平常時のベータ波が十とすると、その五分の一、二の状態に近づいていました。しかも、その状態が、夕方まで数時間、継続していました。番組の中でも、驚きと称賛のため息が流れました。

テレビ出演で、私はすばらしいプレゼントを手にしました。私のストレスは、数年前から解消していました。けれど、テレビ出演を契機に、自分のリラックス法・呼吸法が、どんなにスバラシイか、再認識しました。

本書に紹介している方法は、テレビ出演の時、そのままです。毎日、続けることで、私は、とても快適な日々を過ごしています。嫌なことがあっても、この方法を実践すると、スッキリして力がわいてきます。

カンタンな方法です。是非、みなさんも始めてみてください。みなさんがハッピーになるかどうかは、この方法を、きょうから始めるかどうかです。

忙しくて、この方法がおこなえない方に、「マイトレーナー」という機器をおすすめします。聴いているだけで、脳波をコントロールする機器です。

（お問い合わせ先　株式会社アイカ　電話〇三―五七九二―五七〇〇）

ストレス解消法ハウツー

リラックス法・呼吸法をご紹介します。いつでも、どこでも、どなたでも、できるものに限定してあります。

とてもシンプルです。始めれば、すぐ、修得できると思います。

私たち人間は、理性と感性でできています。

理性と感性のバランスがとれている状態が、健康なのです。いままで、私たちは、あまりにも理性中心に生きてきました。いまこそ、感性の大切さを認識する時です。

ストレス解消は理性ではできません。ストレス解消は感性の世界なのです。

三つのリラックス法◉その一……関節体操

ストレスが解消され、若若しい肉体をキープすることができます。力を抜いて、行ってください。とても、リラックスします。

①…首を前後に折り曲げる。回数はご自分の年齢・体調に合わせてください。私は五十回ぐらいが適当と思っています。

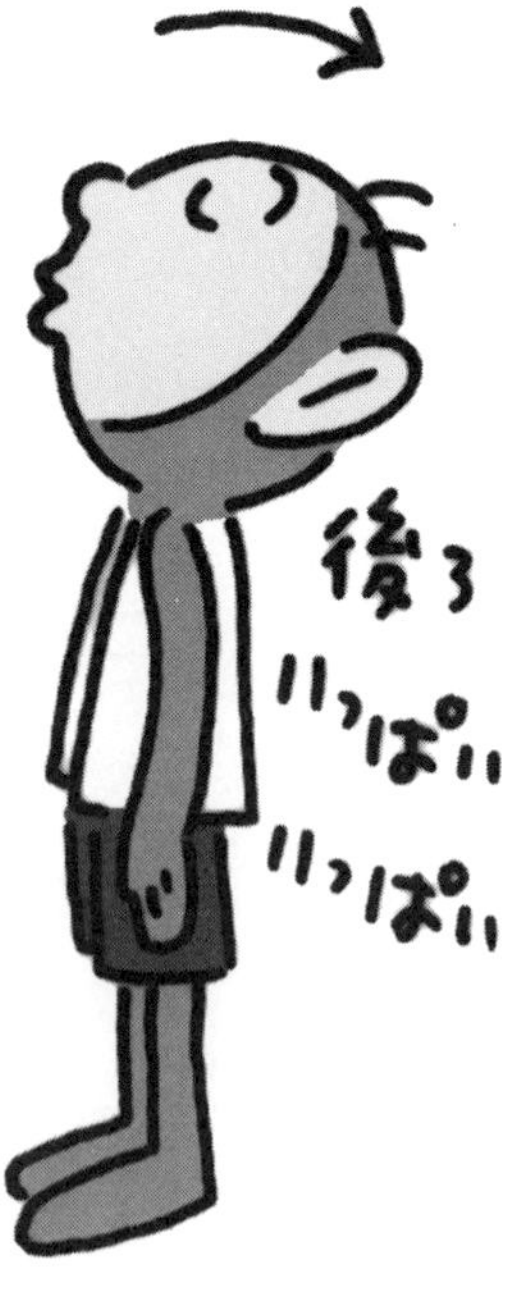

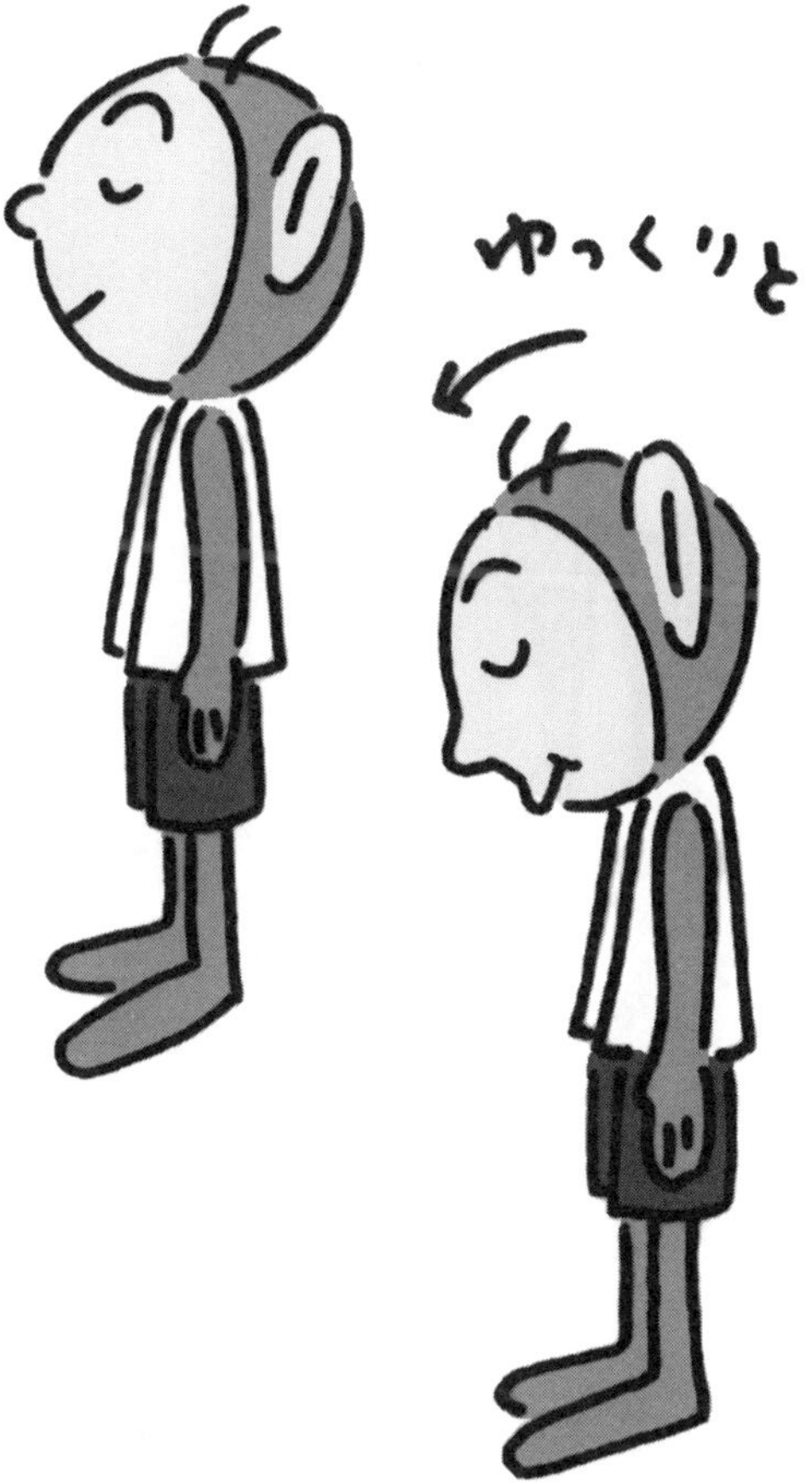
ゆっくりと

②…首を左右に折り曲げる。①の体操と同じ回数を行ってください。

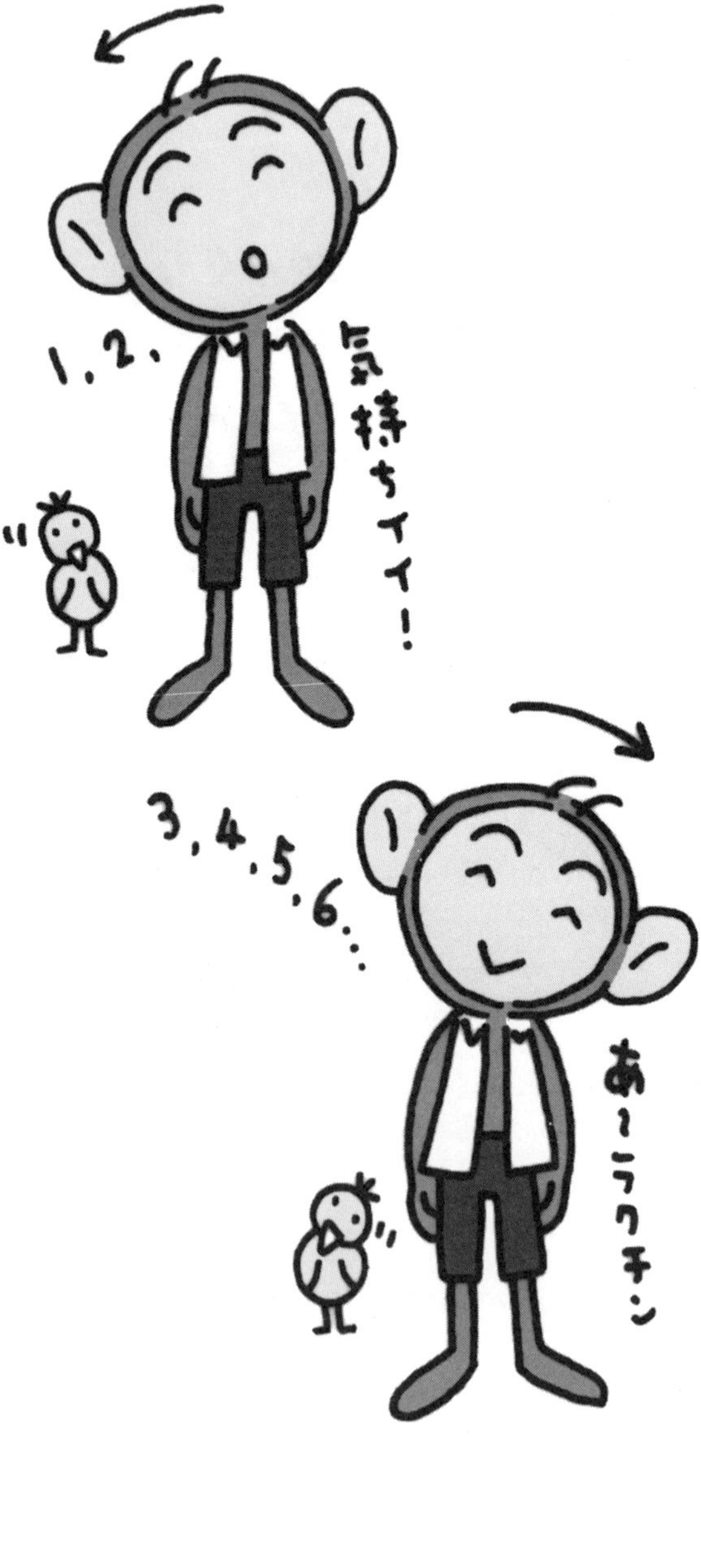

③…腕を前から後ろへ回す。①の体操と同じ回数を行ってください。

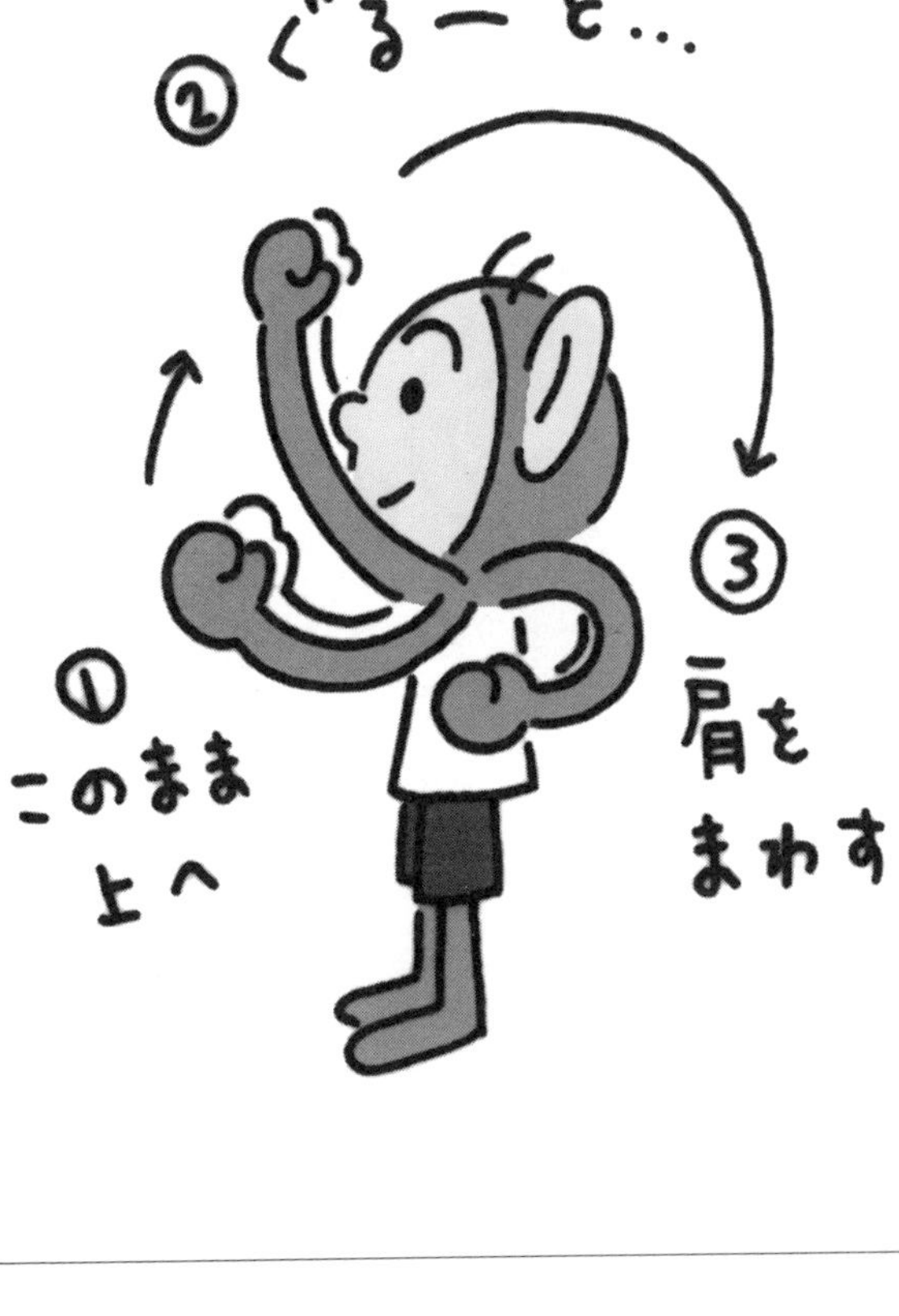

④…腕を後ろから前へ回す。①の体操と同じ回数を行ってください。
①〜④の体操は、肩こりにも効果があります。

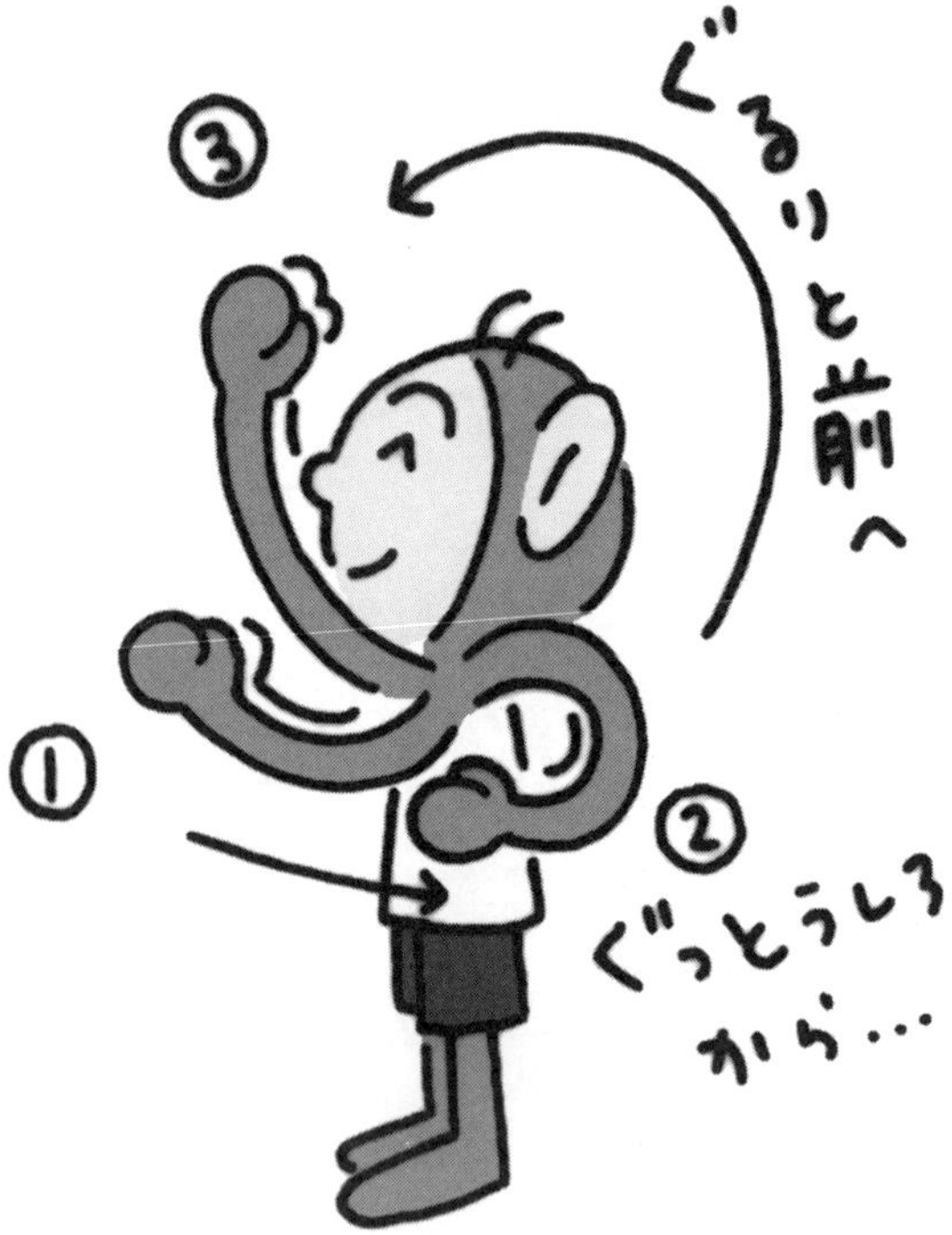

⑤…肘を折り曲げる。①の体操と同じ回数を行ってください。

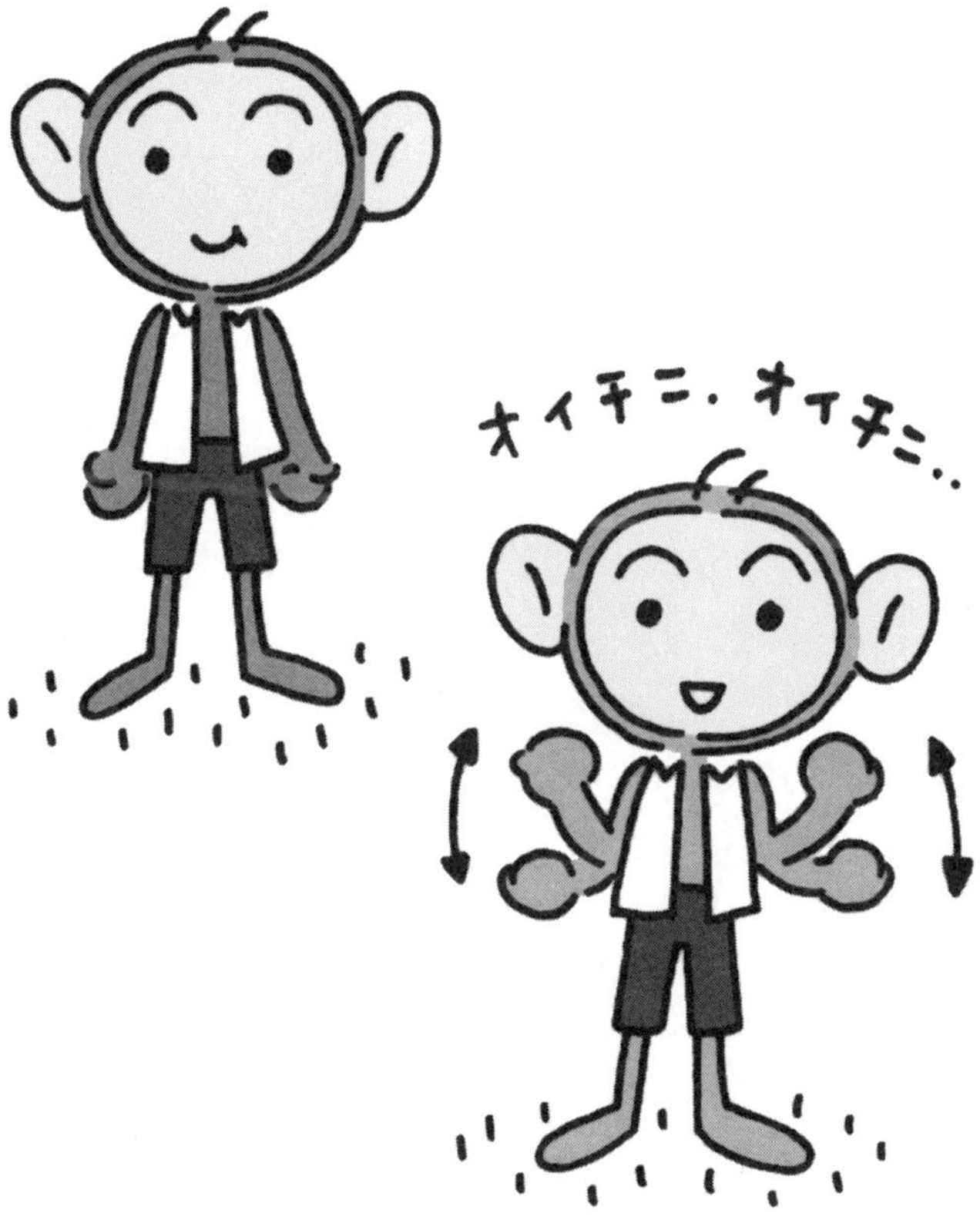

⑥…手首を振る。①の体操と同じ回数を行ってください。

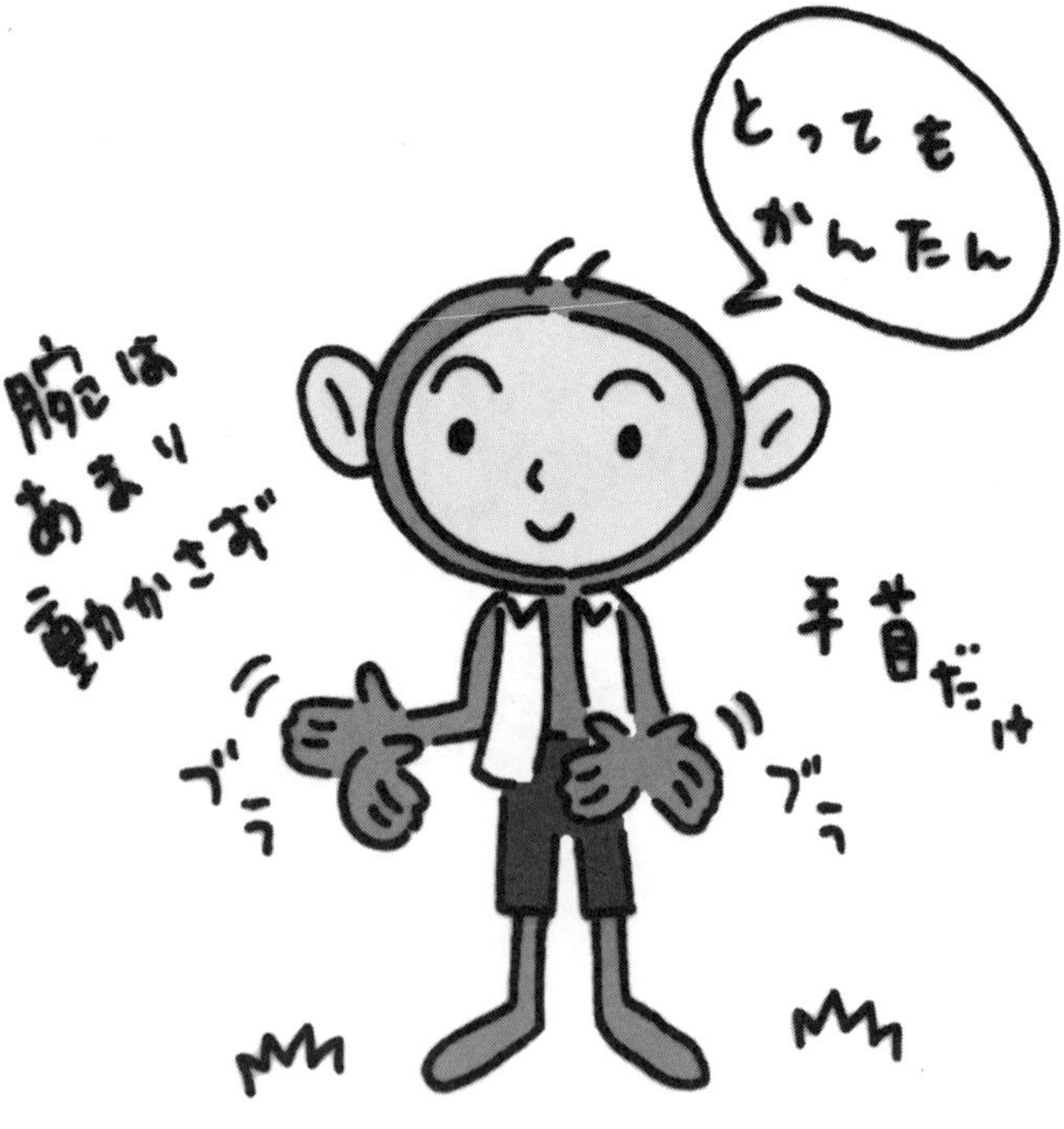
とってもかんたん
腕はあまり動かさず
手首だけ
ブラ
ブラ

⑦…指を握る。グー、パーの繰り返し。
①の体操と同じ回数を行ってください。

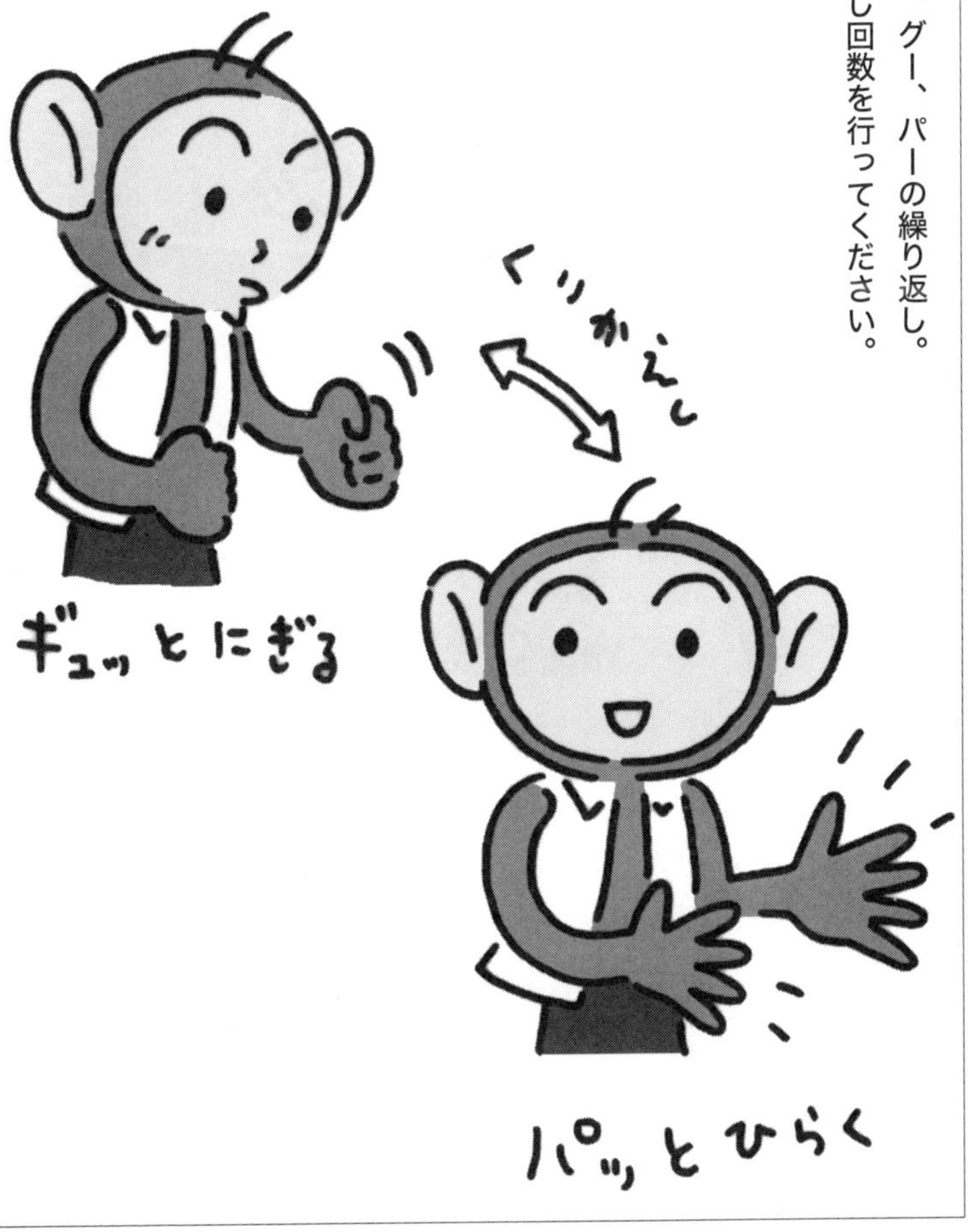

⑧…腰を折り曲げる。左・前・右・後の順序。
息を吐きながら、スジをゆっくり伸ばす感じ。回数はご自分の体調に合わせてください。

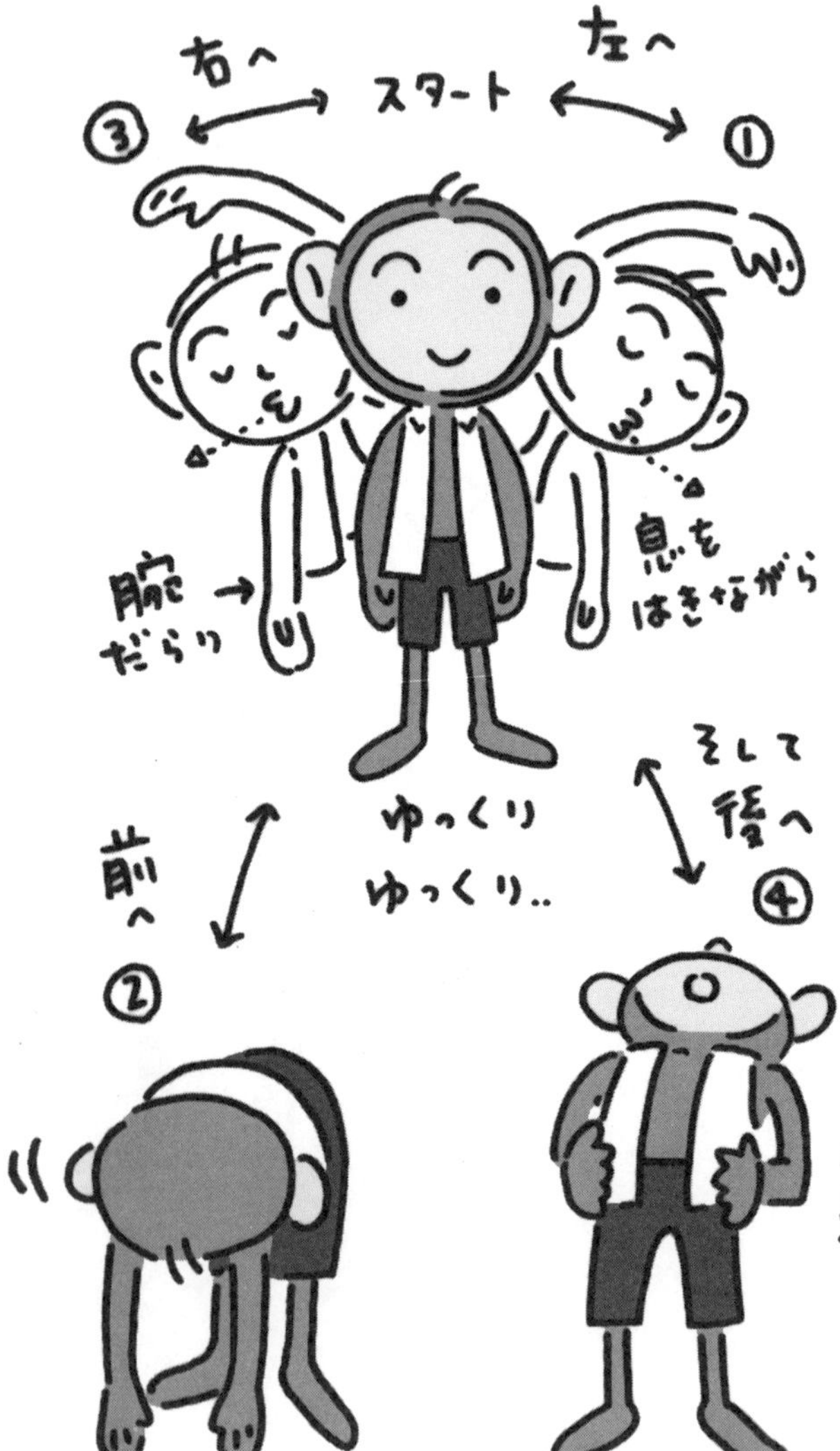

この体操は、腰痛にとても効果があります。

山一證券・大阪副店長の時、単身赴任でした。慣れないベッド生活のためか、強烈な腰痛を経験しました。パンツや　ズボンをはく時、とても苦しみました。トイレの処理は、息を吐きながら、やっとの思いででした。

私は、毎日、丹念に、この体操を繰り返しました。四カ月後、腰痛は嘘のように消えてしまいました。

⑨…ひざを折り曲げる。①の体操と同じ回数を行ってください。ひざをブラブラ振る感じ。

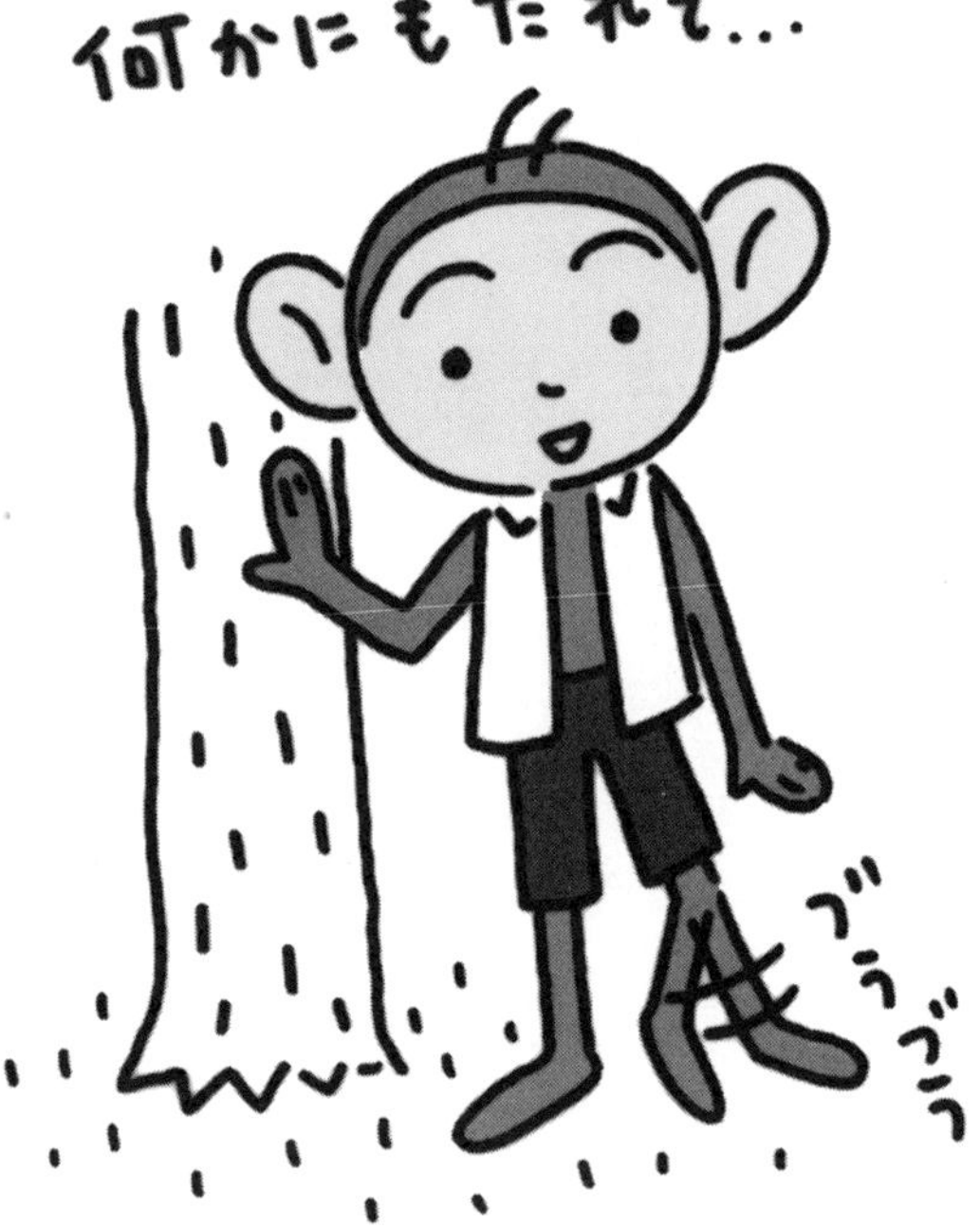

⑩…足首を折り曲げる。①の体操と同じ回数を行ってください。

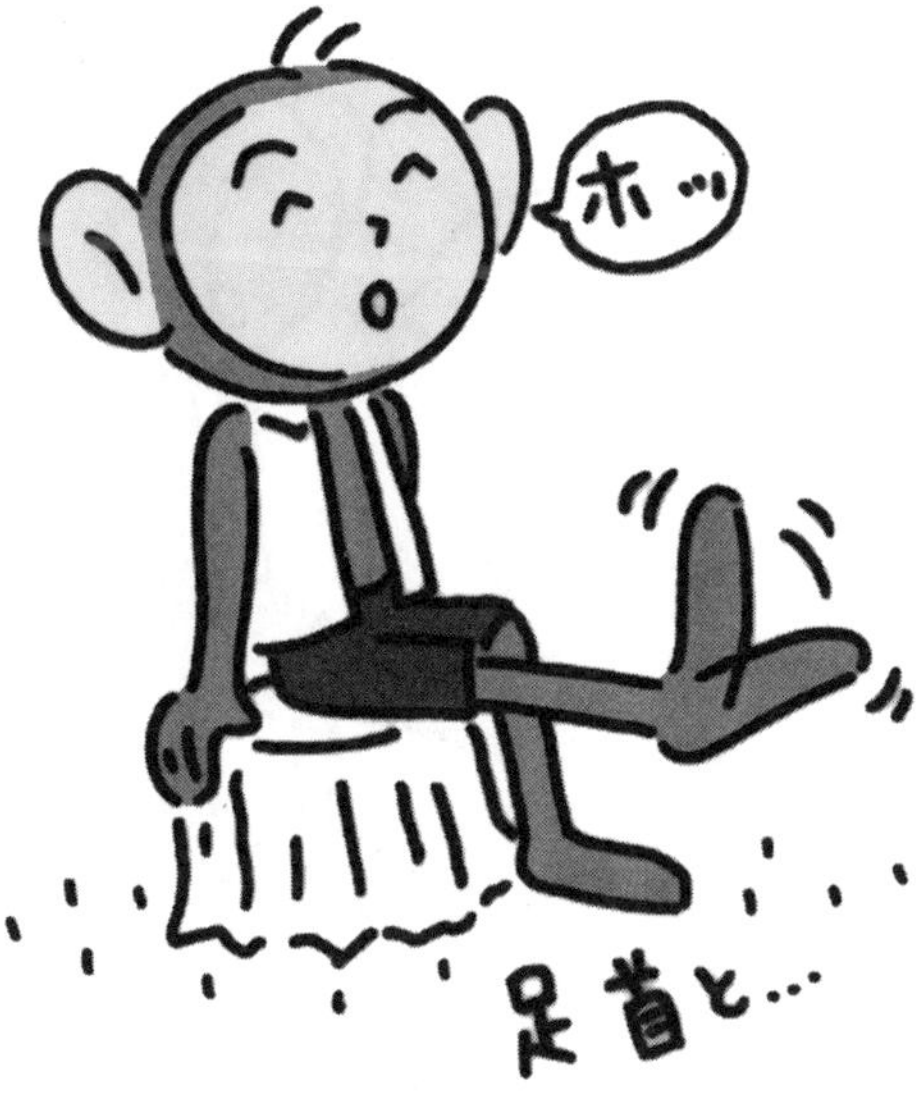

⑪…足の指を折り曲げる。①の体操と同じ回数を行ってください。

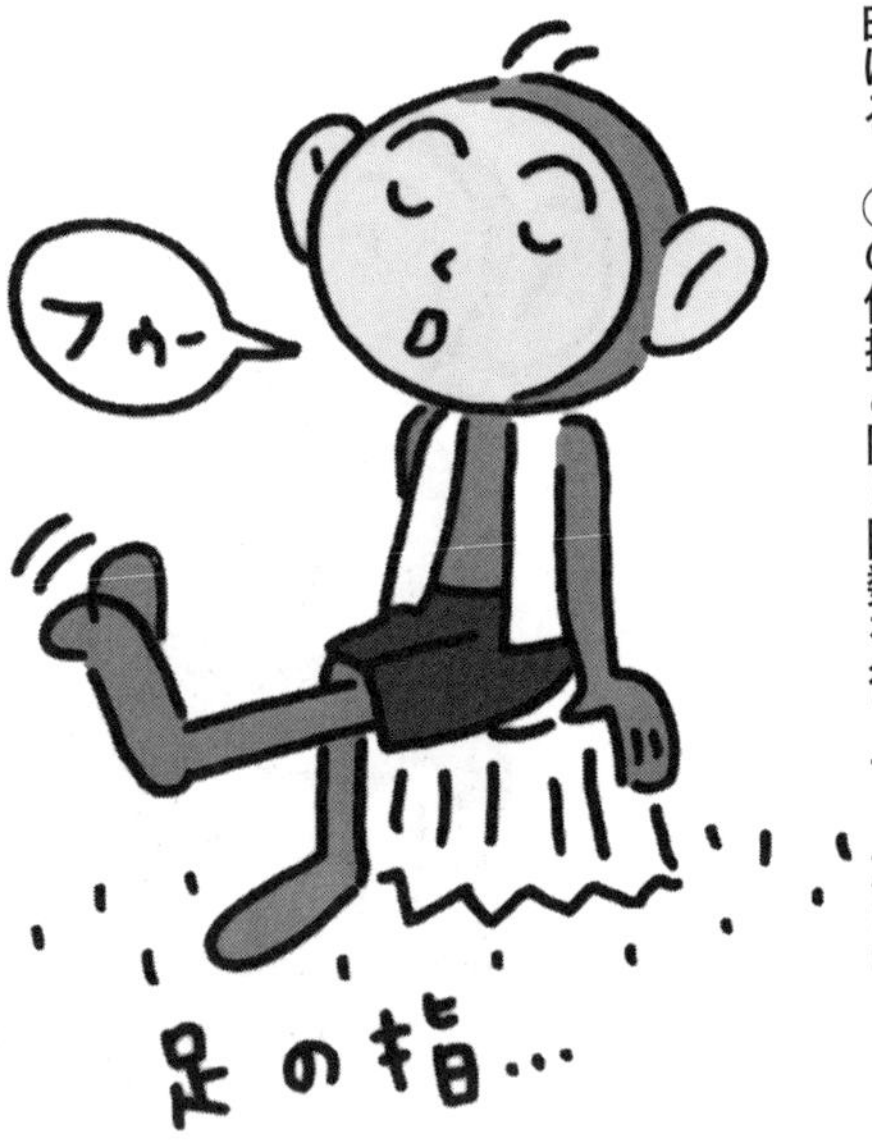

以上で、すべての関節を動かしたことになります。私は、二十二年間、この体操を毎日繰り返してきました。六十二歳になったいまでも、体はやわらかく、とても快調です。先日、渋谷駅で、酔っぱらって、階段を転がり落ちました。けれども、無傷でした。青年のような肉体をキープするには、この関節体操がうってつけです。

三つのリラックス法◉その二……ブラブラ体操

① 足を肩幅に開いて立つ。

② 両手をダラリとたらす。

③ 両手首をブラブラ振る。

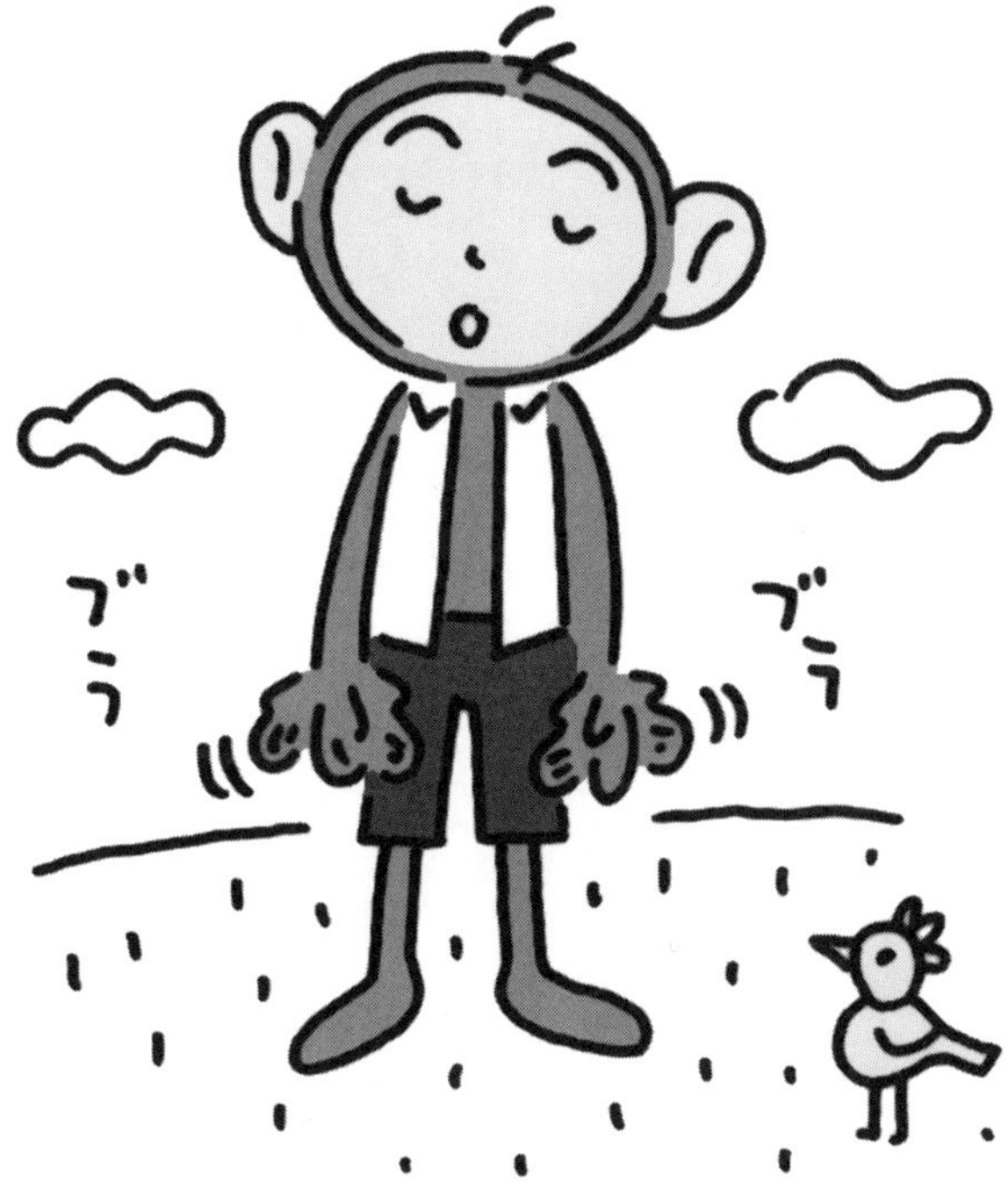

ただ、これだけの方法です。全身の力を抜いて、頭も真っ白にしてやるのがよいと思います。驚くほど、リラックスします。

三つのリラックス法◉その三……白隠禅師の耳あんま

①…両手で耳たぶを、上から下へこする。回数は二十回くらいが適当と思います。

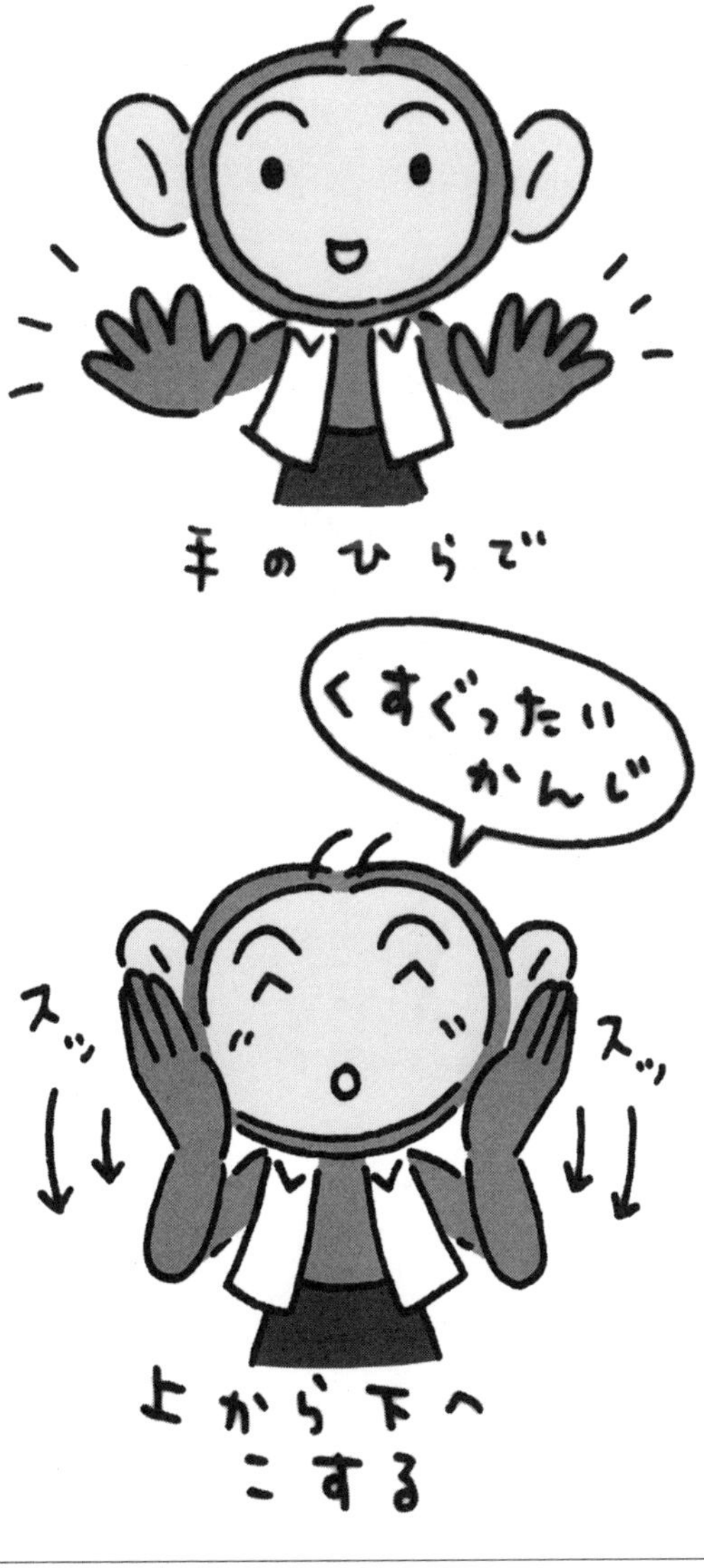
手のひらで
くすぐったいかんじ
スッ
スッ
上から下へこする

②…親指と人差し指で、耳たぶの上部をつかんで、上方へ引き上げる。
回数は二十回くらいが適当と思います。

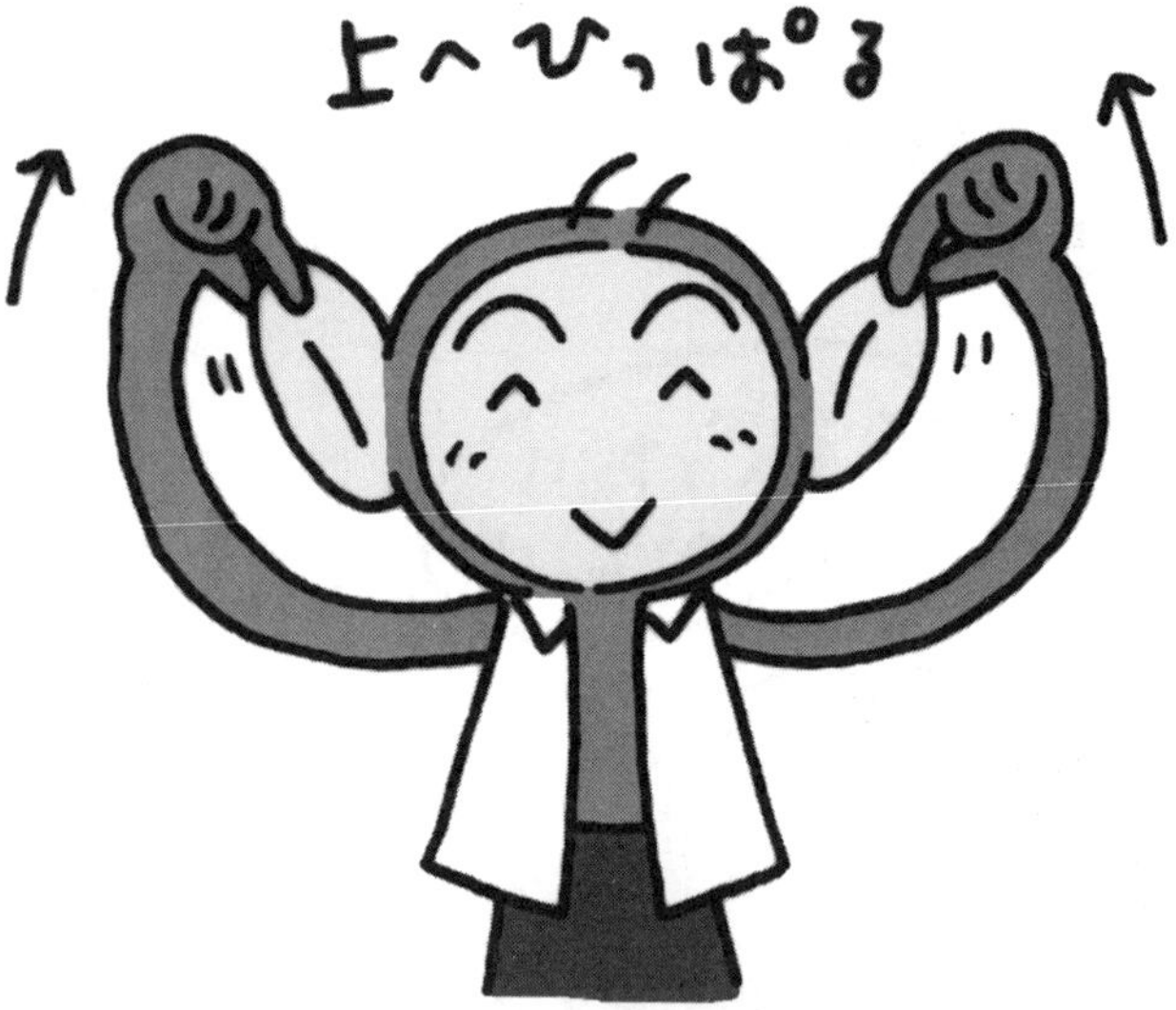

③…耳たぶの中央部を、横へ引っぱる。回数は二十回くらいが適当と思います。

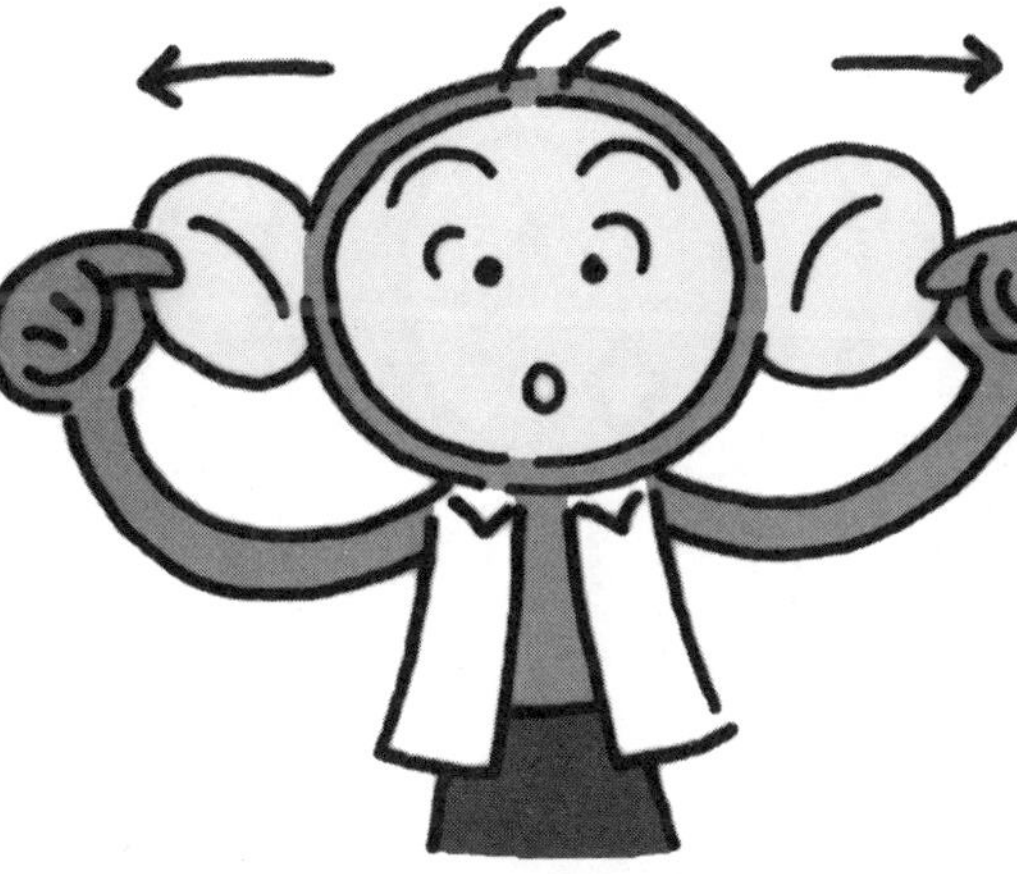

④…耳たぶの下部を、下へ引っぱる。回数は二十回くらいが適当と思います。

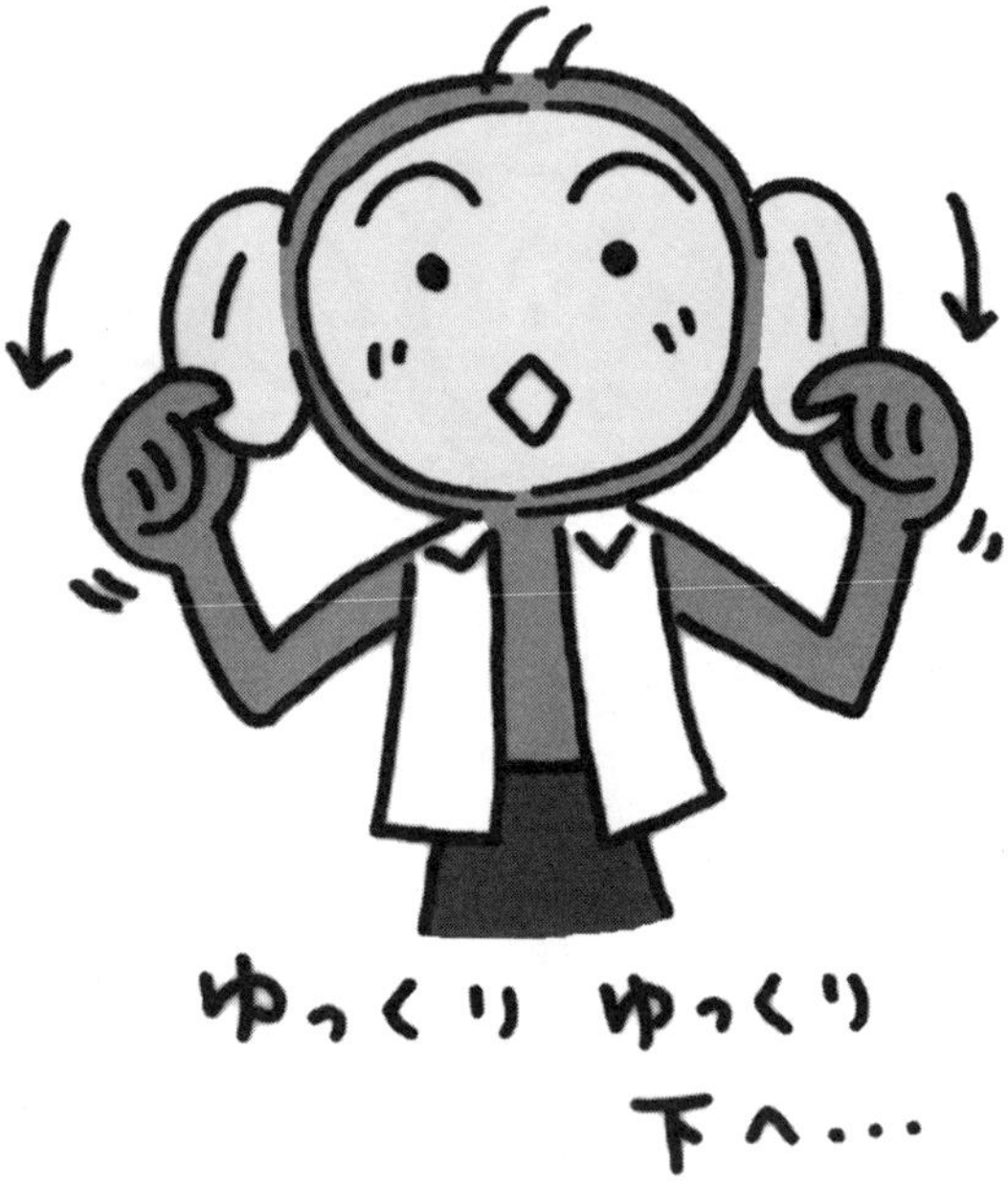

⑤…人指し指を、耳の穴に入れたり出したりする。
回数は二十回くらいが適当と思います。

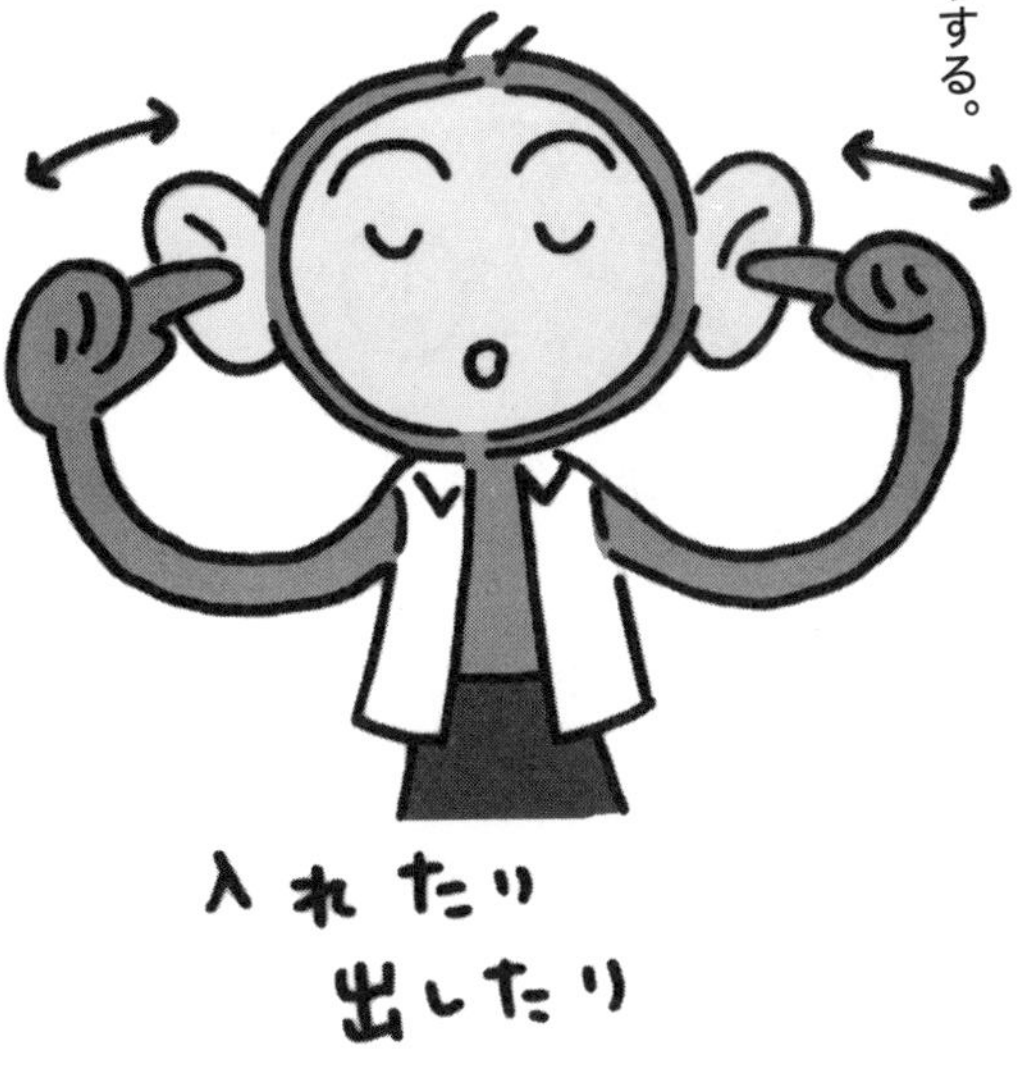

これが、白隠禅師の耳あんまです。
高血圧、肩こり、耳鳴り、肥満、眼精疲労、便秘等々、中年病に効き目があると、昔からいわれています。

体から力を抜く要領

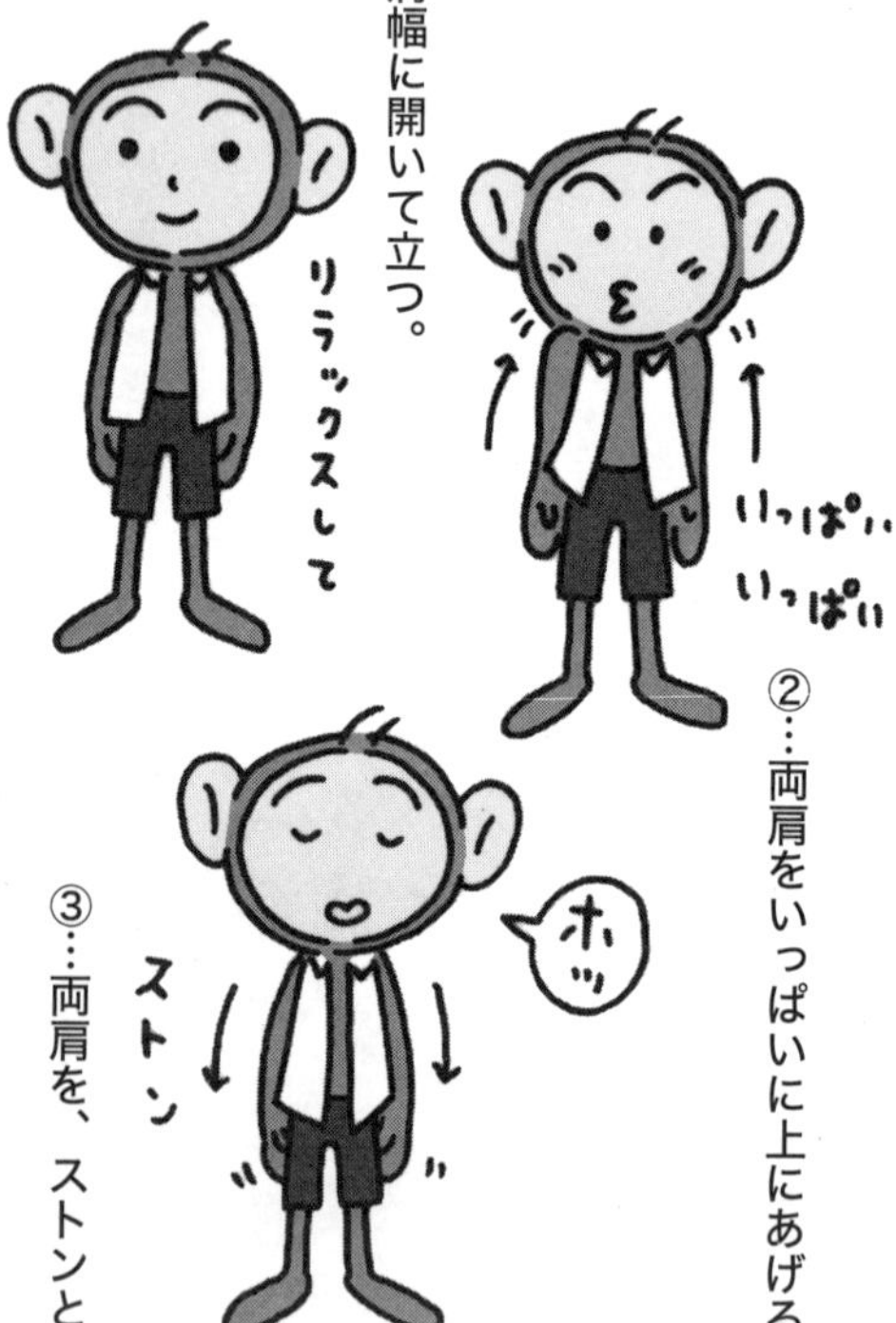
リラックスして
いっぱい
いっぱい
ホッ
ストン

①…足を肩幅に開いて立つ。

②…両肩をいっぱいに上にあげる。

③…両肩を、ストンと下ろす。

三つの呼吸法◉その一……新・釈迦の呼吸法

① 足を肩幅に開いて立つ。
② 全身の力を抜いて、手をダラリと下げる。
③ 目を軽く閉じる。
④ ゆったりとした気持ちで、鼻から息を吸う。
⑤ 鼻から息を吸った時間の、三倍の時間をかけて、口から息を吐く。
鼻から息を吸う時は自然に、口から息を吐く時は、細く長く。
⑥ 息を吐き終わったら、肛門をキュッと閉める。

この呼吸法をしているあいだは、丹田を意識するようにしてください。丹田は、おヘソより指四本下のあたりといわれています。丹田を意識すると、丹田がホカホカと熱く感じられるようになってきます。

一日、五十回くらい行ってください。

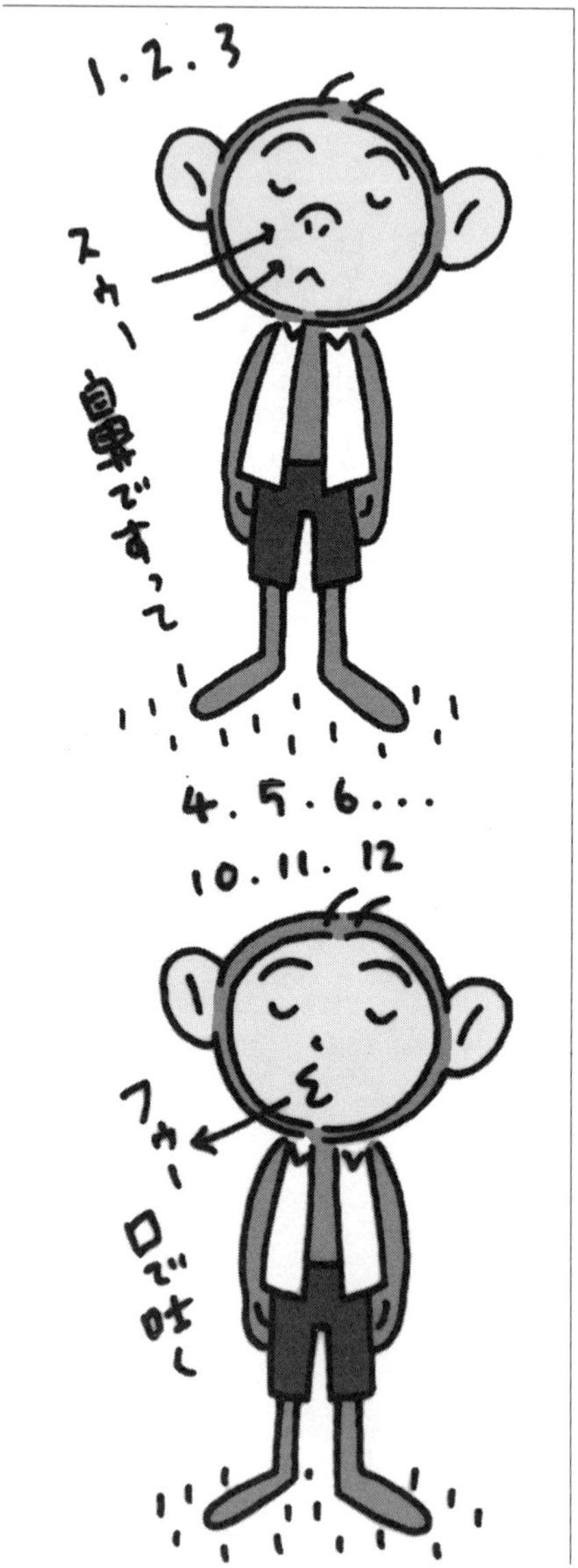
1.2.3
スゥー
鼻ですって
4.5.6...
10.11.12
フゥー
口で吐く

「釈迦の呼吸法」は、お釈迦さまが考えだされた呼吸法です。呼吸法は、宇宙に充満するエネルギー（気）を、体内に取り入れる方法です。食物と同じように、呼吸も、エネルギーを取り入れる大切な方法なのです。この呼吸法を続けることによって、病気が治った人、良好な健康状態をキープしている人が、たくさんいます。

この呼吸法を、私は九州大学名誉教授だった池見酉次郎先生から教えられました。

池見先生から教えられた方法に、私の考え方を加味して、ストレスに強い呼吸法に工夫したのが、「新・釈迦の呼吸法」です。

毎日、実践されることを祈ります。

三つの呼吸法◉その二……性力増強呼吸法

①　足を肩幅にひろげて立つ
②　全身の力を抜く
③　息を吐きながら、ひざを軽く曲げる。同時に、肛門の力を抜く。
④　肛門をキュッとしめる。
⑤　最初の姿勢にもどす。

性力増強呼吸法も、五十回がベターですが、シンドかったら、自分の体調に合わせて、行ってください。毎日、続けることで、自信がわいてくると思います。

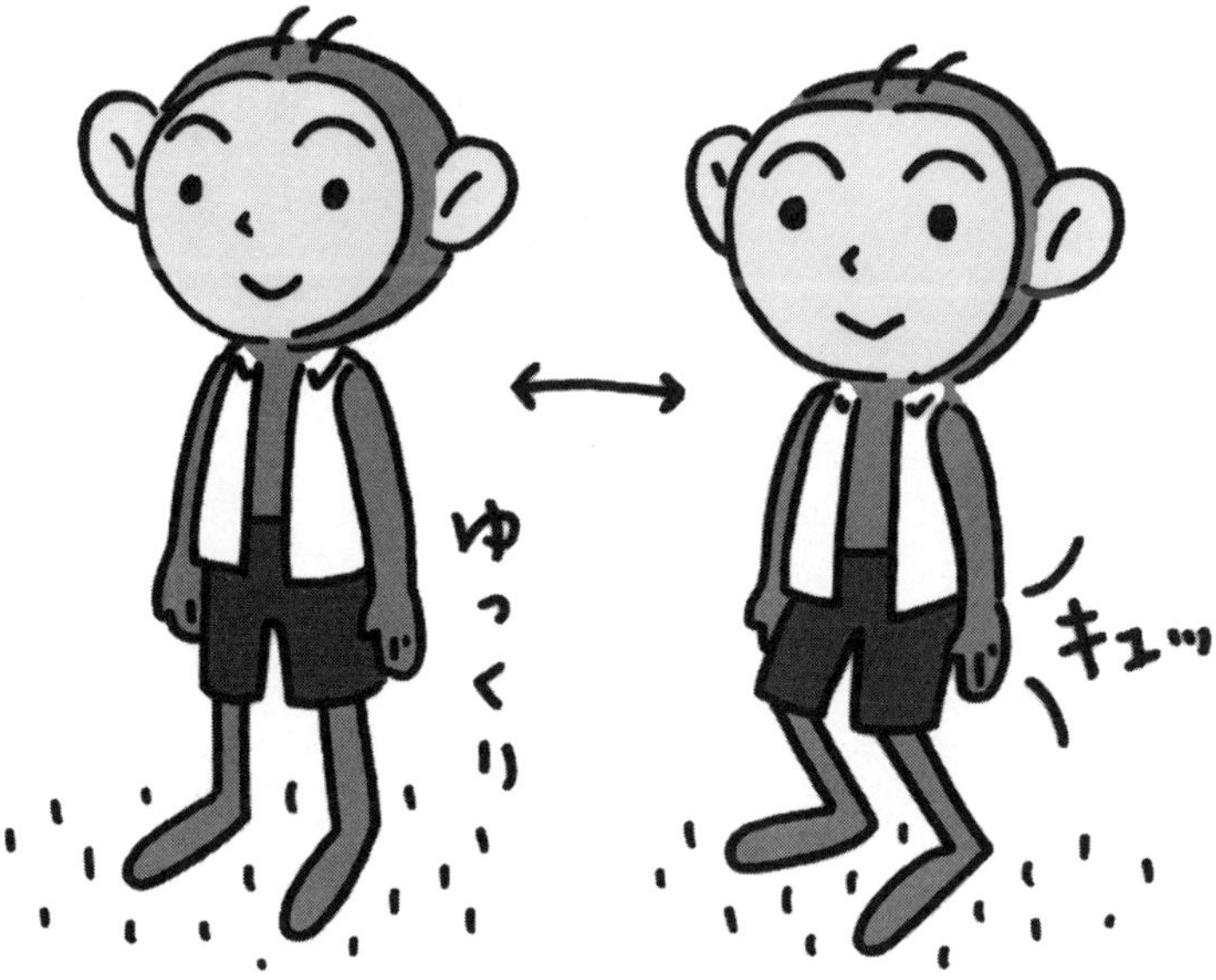
ゆっくり
キュッ

毎日、私が行っているリラックス法・呼吸法を、ご紹介しました。リラックス法・呼吸法を実践しますと、体が温まり、力の充実を感じます。生きている喜びが、五体に充満します。

私は、とても元気です。どなたにお会いしても、必ず、「元気ですね」といわれます。私の体から、パワーが発散しているからだと思います。

「パワーを発散させるトレーニング」それが、リラックス法・呼吸法なのです。

三つの呼吸法◉その三……イメージ呼吸法

①　鼻からゆっくりと、息をいっぱい吸う。

②　口からゆっくりと、息を全部吐く。細く、長く、静かに……

③　鼻から息を吸う時は、美しいものや、大好きなものを吸い込むイメージ。美しい景色、大好きな人等々……

④　口から息を吐く時は、体内の汚れや嫌なものを吐き出すイメージ。病気、イヤなこと、消極的な気持ち等々……

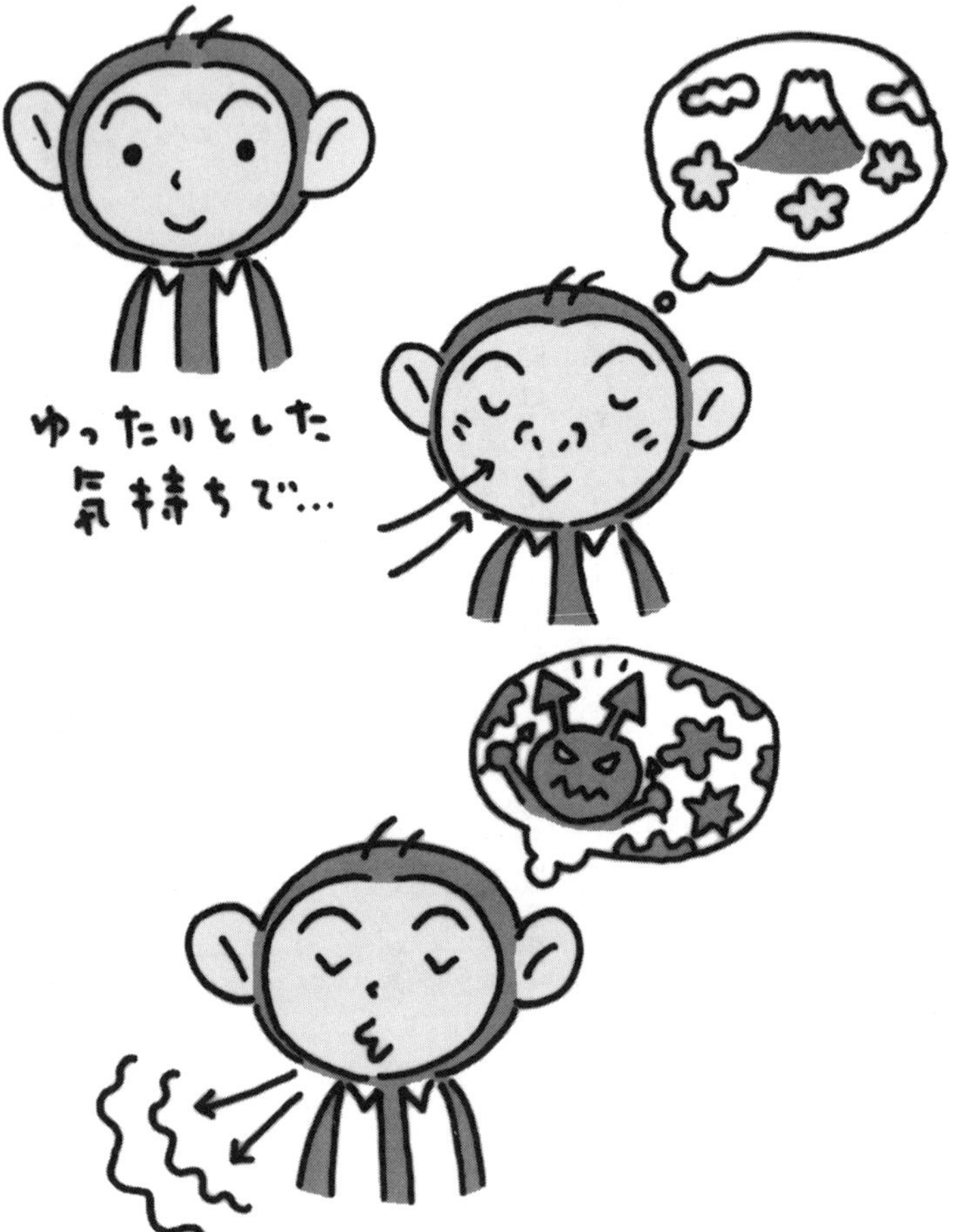
ゆったりとした
気持ちで…

私が、時々、行う呼吸法です。

紺碧の空の彼方に、白雪をいただく富士山を見つけたような時、行うとよいと思います。

美しい富士山を、体のすみずみまで、染み込むように吸う。

いっぱいに吸い終わったら、体の痛いところや、イヤなことを思いきり吐き出します。

もうひとつのストレス解消法◉イメージ法——体の中は水——

「念願や宿願がかなう、かなわないということは、自分の外にあるのではなく、すべて、自分の心の思いよう、考え方の中にある。

同じことを絶え間なく、はっきりした映像にして心のスクリーンに描けば、それは期せずして強固な信念となって必ず実現する。

信念とは宿願達成の原動力なのである」

中村天風

もうひとつのストレス解消法に、イメージ法があります。NHKのテレビ出演の時も「体の中は水」というイメージ法を紹介しました。イメージすることで、脳波は大きく変化すると思います。イメージ法は、脳波を、アルファ波・シータ波にかえる有効な方法と思います。

① 全身の力を抜いて、足は肩幅に開いて立つ。

② 目を閉じて、体の中が、全部、水になっていることをイメージする。骨も肉も内臓もなく、皮膚の器の中に、きれいな水がいっぱいみたされているイメージ。

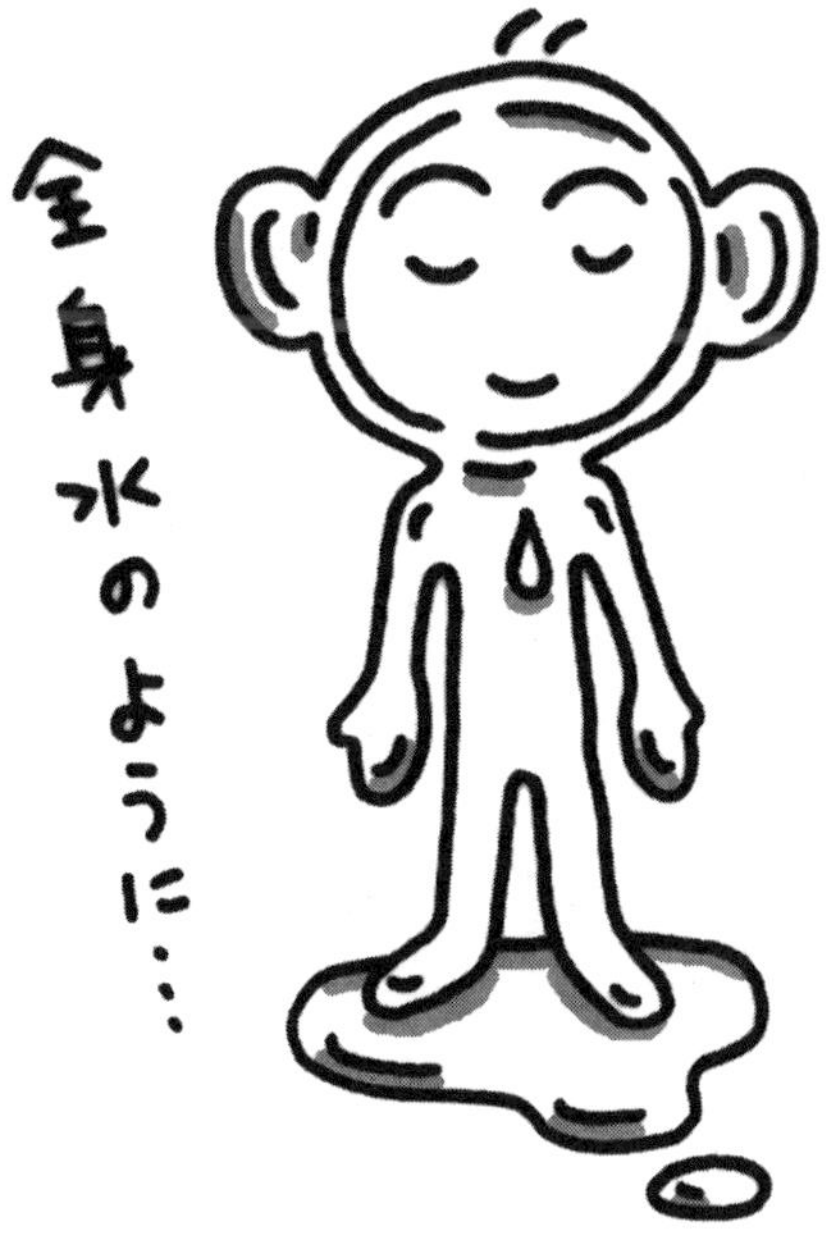

ウォーキング（歩く）

二十歳の誕生日から酒を飲みだして、一日も欠かさず、酒を飲んでいました。スポーツはすべて嫌いでした。

山一證券に入社してからも、仕事以外は、ほとんど酒でした。豊橋支店に九年、神戸支店に七年、営業に明け暮れる日々は、夜ともなれば酒でした。いまにして思い起してみますと、まさに、成人病への路をフルスピードで走っていました。

ある政治家の秘書をした後、名古屋支店第二営業部の次長になりました。四十歳の時でした。

名古屋でスバラシイ医師に出会いました。

医学博士の和田道明先生でした。名古屋大学医学部のドンという感じの方で、現代の「赤ひげ」そのものでした。

「自分のガンは、座禅と薬で、自分で治した」和田先生は言われていました。

『ストレス解消で病気は治る』（中日新聞社刊）は、和田先生の著書です。


病気に対して、メンタルな面がいかに重要か、先生はしばしば話してくださいました。患者を家族同様に扱って、私も、先生ご夫妻と、たびたび、食事をご一緒させていただきました。


名古屋支店には二回勤務しました。一回目の時も、二回目の時も、和田先生には、大変お世話になりました。特に一回目の時は、クレージーな上司につかえ、言葉にあらわせないような苦痛の日々でした。

「富永さん、メンタルな面で困っていることがあったら、相談にのりますよ」

黒ぶちのメガネの奥に、いつも、先生のやさしいほほえみがありました。

和田先生から教えられたことで、いまも、実行していることが二つあります。

① 食事の時、野菜を食べ終わってから、肉を食べる。

② 一日に、二十分以上、必ず歩く。

ウォーキング……

毎日歩くことは、苦痛のように思われるかもしれません。機械的に歩いているだけでは、長続きはしません。歩くことに、楽しみを見つけることがポイントです。同じ道を歩いていても、春夏秋冬、ずいぶん違いがあります。

同じ公園の片隅でも、

光のどけき春の日に、桜の花が霏霏と散っていることもあります。

小さな向日葵の花が危なげに咲いている夏の日もあります。

金木犀の香りに、思わず振りかえる郷愁のような秋の日もあります。

厳しい寒気に、水仙の花が凛と耐えて咲いている冬の日もあります。

四季の変わり目を楽しみ、自然の奏でるメロディーに耳を傾け、人情にふれながら歩くのがウォーキングの醍醐味です。

「健康のために歩く」のではなく、「楽しみ」を求めて歩いてみましょう。「一時間ものウォーキング」が「たった一時間のウォーキング」にかわるはずです。

酒の効用

しら玉の歯にしみとおる秋の夜に
酒は静かにのむべかりけり
牧水

人生を豊かにするために、酒は必要なものです。
酒を飲みながら話すから、話も面白くなるのです。酒を飲みながら口説くから、
色ごとも、つやっぽくなるのです。
楽しくて楽しくて仕方ない人生！
そのために、酒は必要不可欠です。

ましてや、ストレス解消のためには、こんなによいものはありません。疲れた心に対する特効薬として、これ以上のものはないと思います。くよくよせずに、まず一献！

酒に明け　酒に暮れたる　一年を　思い出させる元旦の酒

二十五年ほど前、年賀状に書いた和歌です。

伝統の味に癒される

サラリーマンにとって、アフターファイブは大事な時間。ストレスを癒してくれる贔屓の店を持ちたいものです。私にとって割烹「嶋村」（東京都中央区八重洲一―八―六、電話〇三―三二七一―九九六三）は、そうした贔屓の店のひとつです。

創業嘉永三年（江戸時代末期）

初代は、将軍家の料理人。

山縣有朋、伊藤博文も贔屓にしていました。谷崎潤一郎、永井荷風等々の文豪や歌舞伎の俳優も多く訪れました。

現在は、八代目・加藤一男社長。杉良太郎を彷彿とさせるような男です。女将は社長の姉で、歌麿の絵から飛び出してきたような美人。調理長は青山嘉剛氏、何を食べても絶品で、ことに「鯛のぶつ切り」は息をのむような美味さです。伝統の味の中に、青山氏のセンスがキラリと光っています。

いつも満員ですけれど、ストレスが解消されるサラリーマンのオアシスといえます。

趣味に生きる

心の健康度のチェックは、趣味に対する興味の度合いを計るのが最適です。自分の趣味が、面白くて面白くて仕方ない時は、ストレスを感じていない時です。精神的にも、肉体的にも、健康状態がとても良好な時です。

ストレス状態の時には、趣味に興味がわきません。自分の大好きな趣味を、義務でやっているように感じる時は、ストレス状態が相当ひどいと考えてよいと思います。

一方、趣味のない人ほど、ストレスにおちいりやすいといえます。どんな趣味でもいいですから、趣味を持って、その趣味を深く研究する努力も肝要です。深く研究するほど、趣味の面白さも増してくるものです。

私は囲碁が趣味ですが、「級」のレベルのころは、あまり興味がわきませんでした。

囲碁が面白いと思い始めたのは、プロの考え方も、ある程度、理解できるようになった段階であり、そのころ、私は「初段」になっていました。

趣味に没頭していると、面白くて面白くて、頭もまっ白で、すべてを忘れてしまう……

こういう状態をキープすることが、ストレス解消の要諦ではないかと思います。

囲碁三昧◉碁がたき[I]

碁がたきのことを書く前に、礼儀として、碁の師匠を紹介しておきます。

杉下輝芳氏、山一證券の同期生で、現在は私と同じ職場に居ります。

京都大学に入学した日、彼は、大学の近くの碁会所へ行ったそうです。

「初めてですが、教えていただけますか」

碁会所の主人と対局して、その日の夕方には、主人を負していたそうです。

「京大入学を諦めて、碁打ち（プロ）になんなさいよ」

マジメな顔で、主人から、忠告されたそうです。


杉下氏とは、何子局でも、何局やっても、絶対に勝てませんでした。それが、不思議なことに、彼が私の職場に来て以来、三子局になり、ほとんど互角です。

「杉下君どくとくのジェスチャーだよ」

私の碁がたきの井山日出邦さんは、そういって、ニヤニヤ笑っています。

老いの日は　笑いころげて　囲碁三昧

今年の年賀状に書き添えた句です。

私の趣味は、囲碁につきると思います。囲碁をおぼえたのは、高校一年生の時でした。父親から、手ほどきを受けました。

山一證券に入社してからは、同期生の小松徹君としばしば打ちました。実力も同じ位で、最高の碁がたきでした。

彼は長考型で、私はセッカチです。

「あまり考えるなよ！」

言葉の終わらないうちに、彼は立ちあがり、顔をまっ赤にして怒っていました。投資信託部長になった時、辞令から一カ月間、小松君のマンションにころがり込んでいました。毎夜のように、碁を打ちました。この一カ月間の成績は、私の一勝五十九敗でした。この結果には、小松君が一番驚いていました。

その頃の私は、初めての本社生活、初めての業務で、極度のストレス状態でした。極度のストレス状態の時は、趣味の面白さが実感できません。「惰性のように碁を打っていた」などというと、「いまさら何を！」と、小松君に怒られそうですが、ストレス状態の時は、気持ちがのらないのは事実です。

みなさんも、ご自分の趣味に興味のわかない時は、かなりキケンなストレス状態にあると考えられたほうがよいと思います。

囲碁三昧◉碁がたき[II]

山一證券取締役大阪本部長と梅田支店長の関係。これが井山日出邦さんとの出会いでした。

「トミさん、教えてくれない」で始まった関係でした。関西棋院の隣に「紀州」という割烹があり、そこで、ずいぶん打ちました。最初は六子局でした。

中の島に春の逝く夜、打った碁。

天神祭の花火の音を聞きながら打った碁。

澄みきった秋の月を、窓越しに見ながら、打った碁。

窓を鳴らす木枯らしに、石の冷たさを感じながら打った碁。

あの一局、この一局が、走馬灯のように、浮かんでは消えてゆきます。囲碁仲間の中で、井山さんほど、短期間に強くなった人は、他にいませんでした。

私に勝った時は、「どう？　いまの碁」と必ずいいます。

私に負けると、「碁は形の美しさだ」とうそぶいています。

現在、彼は、私に二子局で、勝ったり負けたりです。

囲碁がなかったら、井山さんと私は、山一證券のたんなる上下関係で終わっていたと思います。碁がたきゆえに、毎週一回、手あわせを願い、お互いに、深くお付き合いできるようになりました。いろんな問題を相談し合い、それぞれの家族の内情も知り尽くしています。

囲碁あればこそ、スバラシイ友人を得たと、心から思っています。

囲碁三昧◉ゆかいな寿司屋

春が逝くのではないか……と思われるような五月の夜、妻とタクシーをひろいました。

「おいしい寿司屋、知らない?」

「それなら、鮨清ですよ」

川崎市新百合ヶ丘・吹込の生協の前でした。

主人は宮本武蔵の肖像画のような人です。女将はとても気さくで、母性まるだしの女性です。

この寿司屋に、ゆかいな囲碁クラブがあります。

大手ビール会社の元・副社長
東大教授（工学博士）
日本棋院の十段（？）
コンピュータ関係会社の社長
その他、お医者さんなどを中心に十七人。

底抜けに、きれいな人間のあつまりです。鮨清には、ストレスを通り越した世界があります。


日曜日の三時頃になると、鮨清の主人から、電話がかかってきます。

「富永さん、きょうどう？」

「はい、行きます」

誘われれば、絶対にお断りしません。

不思議なことに、鮨清の主人との碁は、いつも一方通行です。主人が勝つ時は、一方的に六、七連勝します。私が勝つ時も、一方的です。なぜ、こんな現象になるのか、とても不思議です。

十一時頃になると、隣の「鳥勝」で、焼き鳥を食べながら、反省会をやります。それでももの足りない時は、夜中の三時半頃までやったこともあります。六十歳を過ぎた身に、三時半はだいぶひびきます。「もう一局、もう一局」も、十二時までがよいところです。

囲碁は「理性」でも打てるし、「感性」でも打てる。これが、他のゲームにないスバラシサだと思います。

禅との出会い［I］

昭和三十四年十一月、二十歳の私は、鎌倉の円覚寺に参禅していました。

午前三時、起床。禅堂に座っていますと、闇に流れる香のさざめきに静寂の深さを感じます。破れ窓からしのびこむ冷気は、手足の指先を冷たくし、霜の近いことを感じさせます。

仏説　摩訶般若波羅蜜多心経　観自在……

寺の朝は、般若心経の読経から始まります。小鳥の鳴き声より、読経の声が大きくなった頃、山頂に曙光が輝きます。

座禅……

背筋をのばし、肩の力を抜く。

アゴを引いて、一メートルほど前方の床に目をおとす。

右指四指の上に左指をのせ、親指は、左右、触れるでもなく、触れぬでもなく。

息を、大きく吸い、大きく吐く。

吐く時に、丹田（へそから、指四本下）を、静かに意識する。

禅堂に座っていますと、さまざまな雑念が脳裏をめぐります。「吸って」「吐く」、一呼吸の間に、ひとつの想念が浮かんでは消えてゆきます。大きく息を吐き、丹田を意識しながら「想い」をふっ切ります。

禅の修行のひとつは、忘却することを体得することだと思います。執着、拘泥するよりも、忘却することのほうが、ずっとすぐれた特性です。

忘却するから、人間は生きてゆけるのです。

「般若心経」は、たった二百六十字しかありません。般若とは梵語で「智慧」ということだそうです。目覚めたもの、悟れる人の習得した真理ということだそうです。

般若心経の中に、「色即是空、空即是色」という言葉があります。この八文字の説く真理が、般若心経を、古今東西の最高の哲学にしているのだと思います。

「色即是空、空即是色……」

「色」とは、この世の現象のすべてをいいます。

いま、あなたが本書を読んでいる。これが「色」です。

「空」とは、感性の世界のものであり、忘却の彼岸にある空間を実感することではないかと思います。論理的なものではなく、生理的に体で習得するものです。

この世のできごとのすべては、空です。

空とは、この世のすべてのできごとです。

いま、あなたは本書を読んでいる。それは空です。

空とは、いま、あなたが本書を読んでいることなのです。

これが、色即是空、空即是色ということです。


この思想は、現実を全面的に肯定する、積極的で前向きの思想です。

「楽しくて楽しくて仕方ない……」私たちを、快適な人生へ導く思想です。


円覚寺に参禅した日、修行僧の一人が、私にいいました。

「この山をおりたら、自分の顔を、カガミに写してごらんなさい」

山門の側の手洗いで、カガミの中の自分の顔をながめました。それまでの自分とまったく違う自分が、そこに写っていました。

禅の修行の偉大さを、そのとき、私は痛感しました。

禅との出会い［II］

昭和五十四年の夏だったと思います。私は、山一證券名古屋支店に在籍しておりました。日曜日の朝、日本経済新聞を開くと、長嶋茂雄氏と谷耕月氏の対談が載っていました。

谷耕月氏は、岐阜県美濃加茂市の正眼寺の住職でした。

車で約二時間、友人の島津英顕君と、美濃加茂市の正眼寺へ行きました。

緑と蝉しぐれの中に、ひっそりと座っているような正眼寺は、禅の修行道場であることを超えて、静寂そのものを象徴しているようでした。

ピリッと引き締まるものを感じながら、正眼寺の門をたたきました。

「しばらく、お待ちください」

数分して、若い僧が出てきました。

「今朝の日本経済新聞に、谷住職が載っていましたね。長嶋さんと対談して……」

しばらく沈黙が続きました。

「ああそうですか。私ども修行僧は、もう何年も、新聞もテレビも見ていません。ですから、いっこうに存じません」

修行の本質が、この寺にはある。言葉にならない感動の中で、私は深く認識しました。

昭和三十三年十一月。不世出の名監督である川上哲治氏が、正眼寺に参禅していました。その頃の住職は、梶浦逸外老師でした。

迷いに迷って参禅した川上氏に、梶浦老師は、「うしろ姿でひっぱっていくような監督になんなさいよ」という言葉を贈りました。

梶浦逸外老師の書いた『体験と人生』という本があります。この本の中に、一休和尚の遺言状のことが書かれています。

一休和尚が臨終の際、

「仏教が滅びるか、この寺が倒れるか。そんな一大事が生じた時に、この箱を開けなさい」

そう言い残して、和尚は永眠しました。

いつとはなしに、一休和尚の墓は苔むし、木枯らしが、何度も何度も冬の到来を告げました。

あるとき、寺の浮沈にかかわる大問題が起こりました。一山の長老は一堂に会し、協議のすえ、一休和尚の箱を開けることにしました。

「ナルヨウニナル　シンパイスルナ」

これが、一休和尚の遺言でした。

心に不安のある方は、心の中で、この言葉を繰り返してみてください。この言葉が、すばらしい言葉であることに、きっと気づくはずです。

「なるようになる。心配するな」

人生は不真面目に、セックスはマジメに

マジメに生きることが、美徳のように教育されてきました。努力は、人生で一番大切なものと教えられてきました。

必死に生きて、どれだけの意義があるのでしょう。せっぱつまった生き方から、何が生まれるというのでしょう。

人間は、自然の摂理に従って生きています。自然の摂理を逸脱すると、私たちは滅亡するしかありません。

マジメに生きることが、必要な時もあります。努力しなくては、人生が開けないのも事実です。でも、それだけが人生ではないのです。

人生には、のんびりといい加減に生きることのほうが、大切な時もあるのです。

ストレスの渦中にいる人は、力を抜くことが肝要です。「今は休み時間」と決めて、のんびりと過ごすことです。それが、自然の摂理です。ストレス解消のための「努力」こそが、いまのあなたの「努力」なのです。

ストレスを解消するには、不真面目に生きるくらいでちょうどよいのです。ストレスの時に、マジメに必死に生きていたら、逆効果にしかなりません。

生きることの意義は何でしょうか？　みなさんが教育されたことは、ほとんど間違っていると思います。

生きることの意義はハッキリしています。そうです。「楽しくて楽しくて仕方ない生き方」これしかありません。

「楽しくて楽しくて仕方ない生き方」をするのに、マジメであるかどうかなど、いっさい関係ありません。不真面目のほうが快適ならば、不真面目な生き方をすればよいのです。

ただし、セックスはマジメにしたほうがよいと思います。セックスを不真面目にしたら、パートナーに失礼です。へなへな笑いながらセックスされたら、相手はたまったものではありません。

セックスは本能というよりも、芸術として昇華されたものだと思います。だから、スバラシイのです。

セックスはマジメに……

われらセックスをこよなく愛する者にとって、セックスは「夜の騎士道」だと思います。

ユーモアの大切さ

ストレス状態の時には、趣味に興味がわかないと書きました。ユーモアでも、趣味とまったく同じことがいえます。ストレス状態の時には、ユーモアが浮かんできません。また、他人の話しているユーモアを聞いても、おかしさを感じません。

落語を聞いても、川柳をよんでも、まったく面白くないのです。

ユーモアを感じない状態は、かなり強度のストレス状態です。笑いを忘れてしまうということは、かなり不健康な精神状態です。「ストレスはピークに近い」といってもよいと思います。

ストレス状態になると、なぜ笑わなくなるのでしょう。心にゆとりがなくなってしまうからです。心にゆとりがあるから、ユーモアを理解できるのです。心にゆとりがあるということは、健康な証拠です。

笑いは健康のバロメーターです。どんなことをしても、面白くて面白くて仕方がない……それは、精神的にも、肉体的にも、とても健康であるということです。

健康な人の周囲には、いつも笑いが漂っています。健康に生きるためには、笑いはとても大切な要素なのです。

賞罰に　バツイチと書く　律儀者

ナタ・デ・ココ　どこを切るのと　聞くオヤジ

やせてやる！　コレ食べてからやせてやる！

お茶入れた　にくたらしいから指入れた

万歩計　二〇〇〇歩足らんと　飲みに行き

トイレから　出るに出られぬ　我がうわさ

食べて糖　飲んで血圧　吸えばガン

ふりむくな　運転中と化粧中

「命がけ」　ぼく何するのお父さん

仲人の　嘘八百に　足ふるえ

『平成サラリーマン川柳傑作選』（講談社）より

「笑い」の極《きわみ》の結婚式

落語家の林家しん平氏と橋本雅子さんの結婚式に、出席しました。ハワイアン結婚式とかで、ほとんどがアロハ、礼服は一人もいませんでした。

出席者は落語家が中心で、会場は、爆笑また爆笑の連続でした。

林家しん平の師匠は、いまは亡き林家三平です。

おかみさんはもちろん、海老名香代子さんです。


新郎の林家しん平が、こんな挨拶をしました。

「おかみさんのところへ、招待状を出しました。

数日して、ハガキが返ってきました。

『出席』の余白に

『天国からもう一人！』

と書かれていました」

笑いの渦だった会場が、静寂また静寂にかわりました。出席者全員、こみ上げる感動をかみしめていました。

まるまると
まるめ
まるめよ
我が心
まん丸まるく　まるくまん丸

木喰行道

角がない……

円の美しさ

円のすごさ

明るく元気で
遊び好き
欲がふかくて
ええかげん

作者不明

どこで見つけた言葉か、おぼえていません。
「人生は六十歳から」を、地でいっているような言葉です。

気は長く　酒は微醺《びくん》で　無理をせず
睡眠充分　腹立てぬこと

微醺……ほろ酔いの意

十数年前、「日本経済新聞」の二面で、この和歌を見つけたと思います。ある首相経験者の座右の銘であったそうです。

ストレス解消のハウツーが、見事にうたいこまれています。手帳の一頁にこの和歌を書き、私も長い間、持ち歩いていました。

形見とて　なにかのこさむ
春は花
山ほととぎす
秋はもみぢ葉

良寛

自分のことをいっさい考えずに、底抜けの大バカに徹した七十四年。
愛する女性「貞心尼」にのこした……
良寛、辞世のうたといわれています。

青春

サムエル・ウルマン

青春とは、人生のある期間ではなく、心の持ちかたをいう。

バラの面差し、紅の唇、しなやかな肢体ではなく、たくましい意志、ゆたかな想像力、炎える情熱をさす。

青春とは、人生の深い泉の清新さを云う。


青春とは、怯懦を退ける勇気。安易をふり捨てる冒険心を意味する。

ときには、二十歳の青年よりも、六十歳の人に青春がある。年を重ねただけで、人は老いない。理想を失うとき、初めて老いる。

歳月は皮膚にしわを増すが、情熱を失えば心はしぼむ。苦悩・恐怖・失望により、気力は地に這い、精神は芥になる。

六十歳であろうと、十六歳であろうと、
人の胸には、驚異に魅かれる心、おさな児のような未知への探求心、人生への興味の歓喜がある。
君にも、吾にも、見えざる駅逓が心にある。

人から神から、美・希望・喜悦・勇気・力の霊感を受ける限り、君は若い。
霊感が絶え、精神が皮肉の雪におおわれ、悲歎の氷にとざされるとき、二十歳であろうと、人は老いる。
頭を高く上げ、希望の波をとらえる限り、八十歳であろうと、人は青春にして已む。

『「青春」という名の詩』宇野収・作山宗久著（産業能率大学出版部刊）より

妻を語る

結婚して、三十七年になります。子供は二人いますが、二人とも、立派な社会人になりました。二人の子供を、立派に育てた妻に、私は心から敬意を払っています。

知り合った当初から、現代に珍しいタイプの女性でした。まず第一に、ものごとを、相手の立場に立って考える習慣がついていました。どんなことが起こっても、いつも善意に受けとめ、すべてを善意に考える……そんな女性でした。

「こんな良心的に生きて、大丈夫だろうか。世の中には策略もあるし、生きてゆくうえで、だまされることもあるのではないか。こんな生き方では、人生、生きていけないのではないか」

私は、何度も忠告しました。いくら忠告しても、彼女は、自分の生き方を変えませんでした。

私が不思議に思ったのは、彼女は、いつも、彼女を尊敬する数人の女性の友人にとりまかれていることでした。女性同士の軽いつきあいだろうと思っていました。

それでも、そんな女性のとりまきが年々増えて、すばらしい人間関係ができあがってゆきました。私は、そんな妻に、心からの敬服の念を禁じえませんでした。

十二年前、「西野式呼吸法」に、私を強引につれていったのも、妻でした。「これしかない」妻は、その時、そう思ったそうです。

毎週、渋谷の道場にかよいました。私は、不承不承ついていきました。

妻は、「こんなにステキなものはない」と喜喜としていました。

数年間、気を学び、私は、妻の考え方や生き方が、非常にすぐれたものであることに気づきました。

「ものごとを、他人の立場で考える」

「なにごとも、いつも善意にとらえる」

「感謝の心」

すべて、気の世界で、大切に考えられているものです。

気をきわめるということは、一種の悟りに近い状態に達することです。

人間、悟ってしまえば、何の迷いもありません。悟ってしまえば、ストレスに苦しむこともないのです。


たった一度しかない人生！

たった一度しかない人生だからこそ、楽しくて楽しくて仕方ない人生にすべきなのです。

ストレスのない会社

いまのせちがらい社会にはめずらしく、ストレスのない会社があります。それが、東証二部に上場している総合建設業、株式会社スルガコーポレーション（旧・駿河建設株式会社、横浜市神奈川区台町一五―一、電話〇四五―三一四―〇三六一）です。

「昔のことわざに『この世の中で生き残る生物は、最も強いものでもなく、最も賢いものでもない。よく、環境の変化、時代の変化に、順応できる生き物のみである』とあります。

わが社は本年三月、創業三十周年を迎えました。建社以来、『感謝と奉仕』の経営理念のもとに、私たちに与えられた社会的使命を実践してきました。すべてのことに『簡潔』で、『リベラルな精神』と『プロ意識』を信条とし、時代の変革に対応しつつ、いつの時代にも『創業の精神』を忘れることなく、業務に邁進してきました。当社の『創業の精神』つまり、『自分自身にしてもらいたいことは、他の人にもそのようにせよ』言いかえれば、会社が自分たちに何をしてくれるかを求めるのではなく、自分たちが会社、ひいては社会に何ができるのかを、社員全員が、常に考え、実践してきたからこそ、今日のわが社が存在するのです」

スルガコーポレーション、二〇〇一年入社式、社長の挨拶の一部です。

きれいごとではないか。こんな経営理念で、現代の会社経営ができるのか。そう思われる経営者の方もいらっしゃると思います。

でも、これが、スルガコーポレーション・岩田一雄社長の考え方なのです。岩田社長は、「情」の人であり、スバラシイ感性の持ち主です。

「スルガコーポレーションの一日は、朝の掃除から始まります。仕事の基本は、掃除であると思っています。現場はゴミひとつ落ちていません。社長も掃除が趣味です。掃除は最高のストレス解消法です」

取締役・田坂武夫氏のことばです。

スルガコーポレーションは、ストレスのない、誰でも入社したくなるような会社です。

なぜ、ストレスがないのでしょうか。

社員全員が仕事に夢中だからです。自分の仕事が、面白くて面白くて仕方がないからです。仕事の中に、楽しくて楽しくて仕方ない生き方を見出しているからです。

「一流の仕事人になる一〇カ条」の中に、「一緒にやろう」と肩を組める人。

「夢があるさ！」とファイトで行動できる人。この二カ条があります。

スルガコーポレーションには、女性の現場監督がおります。現場監督に女性を起用したのは、当社が草分けだそうです。

三人の女性現場監督にインタビューしました。三人とも、キラキラと輝くものを秘めたとても魅力的な女性です。

児玉千香子さん（入社五年目）

シンのある理性的な女性。ものごとの判断が早い。

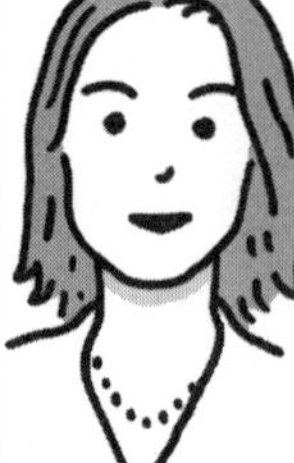

黒岩美幸さん（入社六カ月）

にこやかで、母性的な女性。気くばりにたけている。

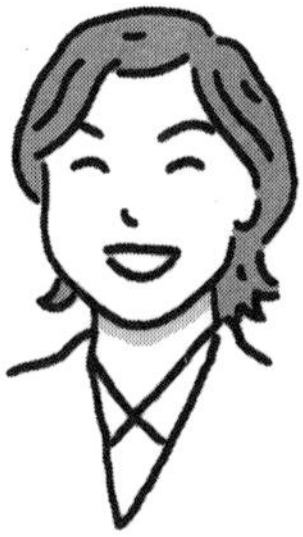

栗原智子さん

考え方がハッキリとした現代的な女性。
声がチャーミングである。

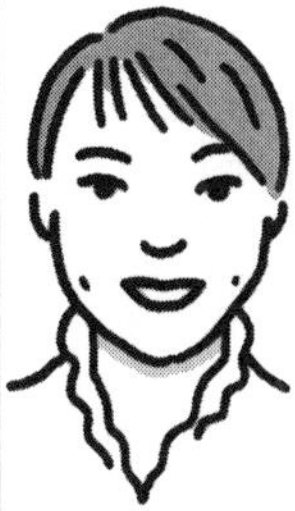

四つの質問をしてみました。

① 自分の会社を、どんなふうに思っていますか。

アット・ホームで、誰とでも話しやすく、どんな相談にものってくれる。女性でも、現場監督として立派に認めてくれて、仕事上で、男女の違いを感じない。

② 社長に対する印象はどうですか。

今年の新人歓迎会で、新人が挨拶する時のことでした。全員、緊張して、カチカチになっていました。突然、社長が、テーブルの上の苺《いちご》の皿をもって近づいてきました。

「リラックス、リラックス！」

そういいながら、新人一人ひとりの口の中に、苺をひとつずつ入れてくれました。

全員、のびのびとしたユーモラスな挨拶ができました。

社長はとてもおしゃれなので、ネクタイやシャツの色が気になる。

③　自分の仕事に対する感想を聞かせてください。

毎日が勉強で、とても楽しく働いている。現場が教科書で、経験を通して、気づいたことを、手帳に書きこんで勉強している。

親と同じくらいの職人さんに指示するので、敬語をつかうように心がけている。

事務所に花をかざったり、働きやすい雰囲気をつくりだす努力をしている。

現場近くの住人からも、女性の現場監督の対応のスバラシサが、社長あてに投書された。

「こまかい気くばりを、男性の現場監督は見習え！」

工事部・白戸部長のことばである。

④　将来の夢を教えてください。

建設業界に入るのが夢だったので、結婚しても、現場監督を続けてゆきたい。


スルガコーポレーションで、数年前、ストレス研修をおこないました。

一カ月、土曜日のみ四日間、午前二時間、午後二時間、十六時間おこないました。

社員のみなさんが、とても真剣に研修を受けてくれました。質問が飛び交い、とても楽しい四日間でした。ＮＨＫの降矢千明氏も、この研修に特別参加してくれました。

ストレス研修の意義を理解され、それを実践された岩田社長の慧眼に敬服いたします。

岩田社長との出会いは、いまから、十一年前になると思います。その頃、私は、山一證券の企業公開本部の副本部長でした。スルガコーポレーションの株式公開のお手伝いをしたのが、きっかけでした。

その当時、私は、非常識で、にやけた上司とケンカばかりしていました。かなりのストレス状態が続いていたことは、事実です。

岩田社長の、とてもきめ細かな思いやりにふれ、私のストレスもずいぶん癒されました。熱海のお宅にも、たびたび、ご招待を受けました。香港旅行につれていってくださったこともありました。

ストレス状態で、疲れはてていた私の心を癒すように、お付き合いいただいたことに対して、いまでも、深い感動をおぼえます。

「情」の人、それが岩田社長です。

人は城　人は石垣　人は掘
情は味方　仇は敵なり

武田信玄の作といわれる古歌です。

おわりに

『ストレス解消法』のテキストを書いてみませんか」

「財界」誌の池田耕造氏から、提案がありました。四年前に出版した『五分間ストレス解消法』は、自分の体験が中心でした。

ＮＨＫのテレビ出演でつかんだ貴重な経験を、本書のテーマにしました。

ストレスは、カンタンに解消できる。私は、強く確信しています。

『五分間　ストレス解消法』を出版した時、辛辣な批評をしてくれた、親友の柳沢逸司氏のアドバイスが、たいへん参考になりました。

また、いろいろご相談させていただいたＮＨＫの降矢千明氏にも、お世話になりました。

取材その他、快く引き受けてくださった、株式会社スルガコーポレーションの岩田一雄社長に、心からの謝意を表したいと思います。

最後に、いつも私の傍にいて、やさしく励ましてくれる妻に、「ありがとう」をいって、結びの言葉とします。

富永宏夫

平成十三年十月　月冴える夜

著者略歴

一九三九年、静岡県袋井市生まれ、磐田南高校、早稲田大学。
一九六三年、山一證券入社、尼崎支店長、投資信託部長、
名古屋支店副支店長、梅田支店長などを歴任し、
さらに取締役企業公開本部副本部長、取締役大阪店副店長などを務める。
一九九二年、山一證券退社、協立証券常務、オリコン顧問を経て、
現在、日本ユニコム株式会社顧問。

著書には『五分間　ストレス解消法』（東洋出版、一九九八年）
趣味…囲碁
生活信条…「風の吹くままに」
現住所…神奈川県川崎市多摩区南生田四—二〇—一九
電話…〇四四—九五三—七一三一
携帯電話…〇九〇—二二五四—六六六〇

かんたんストレス解消法奥付　二〇〇一年一一月一〇日第一版第一刷発行
著者富永宏夫◉発行者村田博文◉発行所株式会社財界研究所◉住所一〇〇-〇〇一四東京都千代田区永田町二-一四-三
赤坂東急ビル一一階電話〇三-三五八一-六七七一ＦＡＸ〇三-三五八一-六七七七◉関西支社五三〇-〇〇四七大阪市
北区西天満四-四-一二近藤ビル電話〇六-六三六四-五九三〇ＦＡＸ〇六-六三六四-二三五七◉URL
http://www.zaikai.jp◉装丁宗利淳一◉カバー・本文イラスト西本修◉印刷・製本図書印刷株式会社◉◉乱丁・落丁本は小社送料負担でお取り替えいたします。◉ISBN4-87932-019-6◉定価はカバーに印刷
しております。